C.H.BECK ■ WISSEN

in der Beck'schen Reihe

W0058514

Die in regelmäßigen Abständen bekannt werdenden Lebensmittelskandale betreffen überwiegend Produkte tierischer Herkunft. Dieses ist einer der Gründe, warum Menschen nach Alternativen suchen. Neben den gesundheitlichen Aspekten sind auch ethische, ökologische und soziale Anliegen Anlaß, sich einer mehr pflanzlich betonten Ernährungsweise zuzuwenden. Noch vor kurzer Zeit als hauptsächlich ideologisch-dogmatisch begründete Ernährungsform belächelt, erweist sich das völlige oder wenigstens teilweise Meiden des Verzehrs von Nahrungsmitteln tierischer Herkunft jedoch für immer mehr Menschen als sinnvolle Ernährungsalternativen.

In diesem Buch beschreibt mit Claus Leitzmann einer der besten Kenner Geschichte, Grundlagen und Angebotsformen des Vegetarismus. Er gibt einen Überblick über die Energie- und Nährstoffversorgung mittels vegetarischer Ernährung, erläutert die Schadstoffbelastung pflanzlicher Nahrungsmittel und beschreibt die Chancen und Risiken der vegetarischen Ernährung bei bestimmten Bevölkerungsgruppen und Krankheiten. Ein grundlegendes Buch für alle, die sich sachlich informieren wollen.

Prof. Dr. *Claus Leitzmann* ist Biochemiker und Ernährungswissenschaftler und leitete zuletzt das Institut für Ernährungswissenschaft der Universität Gießen. Seine Arbeits- und Forschungsschwerpunkte sind u.a. die Ernährung in Entwicklungsländern, der Vegetarismus und die Vollwert-Ernährung. Seine langjährigen Tätigkeiten z.B. an der University of California in Los Angeles, an der Mahidol University in Bangkok und als Leiter des Zentrallabors des *Anemia and Malnutrition Research Center* in Chiang Mai, Thailand, sowie eine Vielzahl von Veröffentlichungen begründeten sein internationales Renommee. Leitzmann erhielt den Zabelpreis für Krebsprävention und den Preis der Broermann Stiftung für präventive Ernährung.

Claus Leitzmann

VEGETARISMUS

Grundlagen, Vorteile, Risiken

Unter Mitarbeit von
Markus Keller und Andreas Hahn

Verlag C.H.Beck

Mit 10 Tabellen

1. Auflage. 2001
2., aktualisierte Auflage. 2007
3. Auflage. 2009

4. Auflage. 2012

Originalausgabe
© Verlag C.H.Beck oHG, München 2001
Satz, Druck und Bindung: Druckerei C.H.Beck, Nördlingen
Umschlagentwurf: Uwe Göbel, München
Printed in Germany
ISBN 978 3 406 44776 1

www.beck.de

Inhalt

I. Einführung

„Du sollst nicht töten."
(5. Gebot der Christen)

Vegetarische Ernährungsformen erfahren zunehmend gesellschaftliches Interesse, und zwar im positiven Sinne. Vor wenigen Jahren noch wurden Menschen, die eine vegetarische Lebensweise praktizierten, oftmals belächelt oder gar als weltfremde „Spinner" und „ideologische Weltverbesserer" abgetan. Vegetarier galten als schwach und kränklich, hatten eine blasse Hautfarbe und schienen, aufgrund ihrer mangelhaften Versorgung mit Nährstoffen, weder zu geistigen noch zu körperlichen Höchstleistungen in der Lage zu sein. Eine offenbar sentimentale Tierliebe verband sich mit einzelgängerischem und asketischem Verhalten in allen Lebensbereichen. Sowohl Wissenschaft wie auch Gesellschaft stimmten darin überein, daß eine Ernährungsweise, die offensichtlich von Verzicht und Entsagung gekennzeichnet ist, weder sinnvoll noch gesundheitsfördernd sein konnte.

Diese Vorurteile prägten viele Jahrzehnte hindurch das Bild vom Vegetarismus. Mittlerweile stellt sich die Situation jedoch völlig anders dar. Alleine in Deutschland wird die Zahl der Vegetarier auf über sechs Millionen Menschen geschätzt – Tendenz steigend, insbesondere bei jungen Leuten. Vegetarische Kostformen sind gesellschaftlich akzeptiert, wozu sicherlich auch zahlreiche Bekenntnisse prominenter Sportler, Künstler und Politiker zur eigenen fleischlosen Ernährung beigetragen haben. Doch auch von ernährungswissenschaftlicher und medizinischer Seite wird heute eine ausgewogene lakto-(ovo-)vegetarische Ernährung empfohlen, so daß für immer mehr bewußt lebende Menschen eine vegetarische Lebensweise zur praktikablen und genußvollen Alternative wird.

Zahlreiche wissenschaftliche Untersuchungen belegen eindrucksvoll, daß besonders für bewegungsarme Wohlstandsbürger eine abwechslungsreiche fleischlose Kost nicht nur für eine optimale Versorgung mit Nährstoffen sorgt, sondern darüber hinaus vielfältige gesundheitliche Vorteile mit sich bringen kann. So haben Vegetarier im Vergleich zu Mischköstlern seltener Übergewicht und hohen Blutdruck. Außerdem sind ihre Blutcholesterinwerte zumeist günstiger als bei Personen mit herkömmlicher Ernährungsweise. Ungünstig zu beurteilende Nahrungsinhaltsstoffe wie gesättigte Fettsäuren, Cholesterin und Purine werden mit vegetarischer Kost deutlich geringer zugeführt als mit üblicher Mischkost. Die Aufnahme von ernährungsphysiologisch günstigen Nahrungsbestandteilen, wie komplexen Kohlenhydraten, Ballaststoffen und Sekundären Pflanzenstoffen, liegt hingegen wesentlich höher. Die insgesamt gesündere Lebens- und Ernährungsweise von Vegetariern führt zu einem deutlich geringeren Risiko für ernährungsabhängige Krankheiten wie Herzinfarkt, Schlaganfall, Diabetes mellitus und Krebs und damit auch zu einer höheren Lebenserwartung.

Angesichts dieser fundierten naturwissenschaftlichen Erkenntnisse wird leicht vergessen, daß für viele vegetarisch lebende Menschen weniger gesundheitliche Vorteile, sondern vielmehr ethisch-moralische Beweggründe ausschlaggebend für ihre fleischlose Ernährungsweise sind. Bereits in der Antike sprachen sich zahlreiche griechische Philosophen aus moralischen Erwägungen gegen den Konsum von Fleisch aus. In fast allen Weltreligionen finden sich Gedanken und Leitsätze, die sich mit dem Verhältnis des Menschen zu seinen Mitgeschöpfen, und hier insbesondere den Tieren, beschäftigen. Das zentrale Gebot „Du sollst nicht töten" führt vor allem in den östlichen Religionssystemen mit dem Glauben an die Seelenwanderung zu der logischen Empfehlung, eine vegetarische Lebensweise zu praktizieren. Doch auch in der Bibel sehen prominente Kritiker des Fleischverzehrs innerhalb und außerhalb der christlichen Kirchen zahlreiche Hinweise darauf, daß Nächstenliebe nicht nur auf die eigene Spezies, nämlich den Menschen, beschränkt sein soll und Tiere nicht als Nahrungsmittel für die menschliche Ernährung gedacht sind.

Die aktuelle Diskussion über den Umgang des Menschen

mit Tieren bringt angesichts der zur Norm gewordenen Mißstände viele Menschen zum Umdenken. Massentierhaltung, Tiertransporte und die Würde des Tieres völlig außer acht lassende Zustände auf Schlachthöfen gehen einher mit ungehörten Appellen an Politik und Wirtschaft zur Beendigung dieser unbefriedigenden Situation. Für viele Menschen ist die einzige Konsequenz daraus die drastische Veränderung der eigenen Konsumgewohnheiten und Verhaltensweisen, nämlich das Meiden von Nahrungsmitteln, für die Tiere leiden und sterben mußten. Ein zunehmendes Interesse finden auch die mit der Ernährung zusammenhängenden ökologischen Auswirkungen.

Dieses Buch enthält eine fundierte Darstellung des Phänomens *Vegetarismus*. Dabei soll neben einer historischen Betrachtung der Entwicklung des Vegetarismus und der Ernährung des Menschen auch ein Überblick über verschiedene vegetarisch geprägte alternative Ernährungsformen gegeben werden. Ernährungsphysiologische Bewertungen vegetarischer Ernährungsweisen sowie vegetarische Ernährung für verschiedene Bevölkerungsgruppen und bei bestimmten Krankheiten, gestützt auf neueste wissenschaftliche Untersuchungen, runden die Darstellung ab. Ergänzt wird dieses Werk durch die Berücksichtigung des aktuellen Diskussionsstandes zur ethischen Problematik des Fleischverzehrs.

Dieses Buch soll helfen, mögliche Vorurteile gegenüber einer vegetarischen Ernährungs- und Lebensweise abzubauen und eine konstruktive Diskussion in Gesellschaft und wissenschaftlichen Fachkreisen zu führen.

II. Vegetarismus –
Begriffsbestimmung und Systematik

„Es wird die Zeit kommen,
in welcher wir das Essen von Tieren
ebenso verurteilen,
wie wir heute das Essen von unseresgleichen,
die Menschenfresserei, verurteilen."

Leonardo da Vinci
(Maler und Erfinder, Italien, 1452–1519)

1. Definitionen

Der Vegetarismus ist für Nicht-Vegetarier oftmals nicht klar abgrenzbar, nur teilweise verständlich und nicht in allen seinen Ausprägungen erfaßbar. Doch auch viele Anhänger des Vegetarismus bzw. Menschen, die sich selbst als Vegetarier bezeichnen, haben unterschiedliche Auffassungen, was die konkrete Ausgestaltung ihrer Ernährungsweise betrifft. Nicht jeder, der sich selbst als Vegetarier bezeichnet, ist dies aus naturwissenschaftlicher oder philosophischer Sicht. Wie also kann der Terminus *Vegetarismus* eingegrenzt werden?

Über Ursprung und Herkunft der Begriffe *Vegetarismus* und *Vegetarier* gibt es verschiedene Vermutungen. Einigkeit herrscht darüber, daß der Terminus *Vegetarismus* erst relativ spät, nämlich um 1850, im Sprachgebrauch auftaucht, wohingegen vegetarische Gemeinschaften bereits in der Antike bekannt waren. Die am weitesten verbreitete Ansicht besagt, daß der Ausdruck *Vegetarier* vom lateinischen *vegetare* (= beleben) bzw. *vegetus* (= frisch, lebendig, belebt) abgeleitet wurde. Somit kennzeichnet der Vegetarismus im ursprünglichen Sinne eine „lebendige" und „belebende" Ernährungs- und Lebensweise, in der neben pflanzlichen Lebensmitteln nur solche Produkte verzehrt werden, die vom lebenden Tier stammen, also etwa Eier, Milch und Honig. In diesem Sinne benennt auch Pythagoras (Philosoph, Griechenland, 570–500 v. Chr.), der Begründer des klassischen Vegetarismus, die fleischlose

Kostform. Nach ihm wurde die vegetarische Lebensweise lange Zeit als *Pythagoräismus* bezeichnet.

Naheliegend ist auch die Verbindung mit dem englischen Begriff *vegetable* (= pflanzlich, Gemüse), der allerdings wiederum auf das lateinische Wort *vegetare* zurückgeführt werden kann.

Seit etwa 1880 setzte sich der Begriff *Vegetarismus* auch im deutschen Sprachraum als Bezeichnung für die fleischlose Kostform durch. Während deren Anhänger im 19. Jahrhundert noch die aus dem englischen Begriff *vegetarians* eingedeutschte Form *Vegetarianer* verwendeten, wird ab Beginn des 20. Jahrhunderts die verkürzte Form *Vegetarier* üblich.

2. Systematik

Der Vegetarismus kann keineswegs als homogene Ernährungsform definiert werden, sondern weist in der Praxis zahlreiche Facetten der Durchführung auf. Unter dem Begriff *Vegetarismus* können deshalb viele verschiedene Kostformen zusammengefaßt werden, die sich vornehmlich in der Auswahl der Nahrungsmittel, insbesondere aber in den zugrundeliegenden Motiven unterscheiden. Beispielsweise stellen sich viele der *alternativen Ernährungsformen* (Seite 46) in der praktischen Ausführung als vegetarische Lebensweise dar, wenngleich diese sich nicht aus ihrem Selbstverständnis heraus dem Vegetarismus zuordnen.

Ein sinnvolles Kriterium zur Einteilung der verschiedenen vegetarischen Ernährungsweisen ist die Betrachtung der Nahrungsmittelauswahl. Allen vegetarischen Kostformen gemeinsam ist das Meiden von Nahrungsmitteln, die von getöteten Tieren stammen, dies sind Fleisch und Fisch sowie daraus hergestellte Produkte. Die Einbeziehung von Lebensmitteln, die von lebenden Tieren stammen, unterscheidet die Hauptformen des Vegetarismus: Während *Lakto-Ovo-Vegetarier* neben pflanzlicher Nahrung auch den Verzehr von Milch und Milchprodukten sowie Eiern einschließen, vermeiden *Lakto-Vegetarier* auch den Konsum von Eiern. *Ovo-Vegetarier*, eine relativ seltene Form, verzehren neben pflanzlichen Nahrungsmitteln auch Eier, lehnen aber Milch und Milchprodukte ab.

Die konsequenteste Ausprägung einer vegetarischen Lebensweise wird von den *Veganern* praktiziert, die oft als strenge oder strikte Vegetarier bezeichnet werden. Die Begriffe *strenge* und *strikte Vegetarier* finden fälschlicherweise auch im umgangssprachlichen und populärwissenschaftlichen Bereich für die allgemeine Bezeichnung von Vegetariern Verwendung, denn deren Verhaltensweise wird insofern als strikt angesehen, weil tatsächlich keine Produkte von getöteten Tieren konsumiert werden. Bei veganer Ernährung wird dagegen ausschließlich pflanzliche Nahrung verzehrt, sämtliche Nahrungsmittel tierischer Herkunft, einschließlich Honig, werden vermieden. Außerdem benutzen viele vegan lebende Menschen keine von Tieren stammenden Gebrauchsgegenstände oder Materialien, beispielsweise Wolle oder Leder.

Eine besondere Gruppe unter den Veganern bilden die *Rohköstler* (Seite 51). Rohköstler vermeiden jegliche gekochte Nahrung und essen überwiegend Lebensmittel pflanzlicher Herkunft. Ein Teil der sich nach ihrem Instinkt richtenden Rohköstler bezieht auch rohes Fleisch, rohen Fisch und teilweise auch rohe Insekten in den Speiseplan mit ein, weshalb diese Personen nicht zu den Vegetariern gezählt werden.

Als *Pudding-Vegetarier* werden Personen bezeichnet, die wie alle Vegetarier keine Lebensmittel von getöteten Tieren verzehren, deren Gesamt-Nahrungsmittelauswahl jedoch nicht den Anspruch einer abwechslungsreichen, nährstoffreichen und gesunderhaltenden Ernährungsweise erfüllt. Hier ist das bloße Weglassen von Fleisch und Fisch mit dem Konsum von stark verarbeiteten Nahrungsmitteln verbunden, die zwar eine hohe Nahrungsenergie-Dichte, aber nur geringe Gehalte an nichtenergieliefernden Nährstoffen wie Vitaminen, Mineralstoffen und sekundären Pflanzenstoffen aufweisen. Gerade diese Gruppe von Vegetariern hat der vegetarischen Ernährung einen schlechten Ruf eingebracht, denn die ungenügende Zufuhr von essentiellen Nährstoffen hat mittel- und langfristig latente Mangelzustände zur Folge.

Genaue Daten zu den jeweiligen Anteilen der verschiedenen Gruppen an der Gesamtheit der Vegetarier liegen nicht vor und können deshalb lediglich geschätzt werden. Drei der in den 1980er Jahren in Deutschland durchgeführten großen Vegetarier-Studien (Berlin, Heidelberg und Gießen) kommen übereinstimmend zu dem Ergebnis, daß die Gruppe der Lakto-Ovo-Vegetarier mit Abstand die größte ist. Mehr als die Hälfte bzw. mehr als zwei Drittel der untersuchten und befragten Personen gaben an, diese Ernährungsform zu praktizieren. Die Lakto-Vegetarier kamen auf einen Anteil von etwa 30 %, die Veganer stellten unter 10 % der Befragten. Die verschiedenen Ausprägungen des Vegetarismus zeigen, daß es sich hier, wie bei Menschen, die Fleisch konsumieren, um eine breite Palette von individuell gestalteten Verzehrsgewohnheiten handelt (Tab. 1).

Tab. 1: Formen vegetarischer Ernährung
(*Leitzmann* und *Hahn*, 1996, S. 15)

Bezeichnung	Meiden von[*]
Ovo-Vegetarier	Fleisch, Fisch und Milch
Lakto-Vegetarier	Fleisch, Fisch und Eiern
Lakto-Ovo-Vegetarier	Fleisch und Fisch
Veganer	allen vom Tier stammenden Lebensmitteln (Fleisch, Fisch, Milch, Eier, Honig)

[*] Bei allen Lebensmitteln sind auch die jeweils daraus hergestellten Produkte eingeschlossen.

III. Beweggründe für eine vegetarische Ernährungsweise

> *„Tiere sind meine Freunde …*
> *und meine Freunde esse ich nicht.“*
> George Bernhard Shaw
> (Schriftsteller, Irland, 1856–1950)

1. Vegetarismus – eine Ernährungsweise und Lebensform

Wie viele andere alternative Kostformen (Seite 47) kann der Vegetarismus nicht nur als eine von der Ernährung der Durchschnittsbevölkerung abweichende Ernährungsweise betrachtet werden. Das Praktizieren einer vegetarischen Ernährung ist vielmehr eingebettet im gesamten Lebensstil ihrer Anhänger, denn sie haben sich, von wenigen Ausnahmen (z. B. ärztliche Anordnung oder religiöse Vorschriften) abgesehen, bewußt dafür entschieden, weder Fleisch noch Fisch oder daraus hergestellte Produkte zu verzehren.

Umfragen zeigen, daß Vegetarier sich nicht nur intensiv mit der eigenen Ernährung auseinandersetzen oder zumindest anfangs auseinandergesetzt haben, sondern auch in vielen anderen Lebensbereichen ihr Verhalten kritisch hinterfragen, um ihr Leben bewußter zu gestalten. Die Beschäftigung mit körperlicher, geistiger und seelischer Gesunderhaltung führt beispielsweise dazu, daß der Konsum von Alkohol, Nikotin und koffeinhaltigen Getränken bei Vegetariern weit unter dem Bevölkerungsdurchschnitt liegt. Außerdem halten sich überdurchschnittlich viele vegetarisch lebende Menschen durch körperliche Aktivität fit. Viele Vegetarier praktizieren darüber hinaus verschiedene Entspannungsmethoden wie beispielsweise autogenes Training, üben sich regelmäßig in unterschiedlichsten Meditationsmethoden oder betreiben Yoga.

Tatsache ist, daß es nicht *die* typische Vegetarierin oder *den* typischen Vegetarier gibt. Zu vielfältig sind die Beweggründe, die Menschen veranlassen, sich für eine vegetarische Ernährungsweise zu entscheiden. Diese Entscheidung basiert auf unterschiedlichen Erfahrungen, Erwartungen, Lebensumständen und Überlegungen. Die Motive von Vegetariern sind nicht immer dauerhaft fixiert, sondern können sich mit der Zeit ändern. Dennoch wird aus Umfragen deutlich, daß der häufigste Grund für eine vegetarische Ernährung ethisch-philosophischer Natur ist: Bis zu 80 % der Befragten gaben an, hauptsächlich aus diesen Gründen den Verzehr von Fleisch und Fisch zu meiden.

An zweiter Stelle der Motive für eine vegetarische Ernährung werden gesundheitliche Gründe genannt. Zusammen mit der ethischen Motivation sind diese beiden Beweggründe für den größten Teil der befragten Vegetarier die Hauptmotive, um die eigene Ernährungsweise zu verändern. Die verschiedenen Leitgedanken gehen ineinander über und können nicht strikt voneinander getrennt werden. Oftmals zeigt sich auch, daß Vegetarier, die anfangs überwiegend gesundheitliche Beweggründe für ihre Ernährungsumstellung anführten, mit der Zeit immer mehr ethische Überlegungen einbeziehen.

Sozialpsychologische Erkenntnisse sprechen dafür, daß die Hinwendung zu einer vegetarischen Lebensweise schrittweise erfolgt. Die häufiger werdenden Medienberichte über nicht tiergerechte Zustände bei Haltung, Transport und Schlachtung bringen viele Menschen dazu, das Verhältnis des Menschen zum Tier neu zu überdenken. Ethiker fordern für Tiere Rechte ein, die bislang ausschließlich Menschen vorbehalten waren, etwa das Recht auf körperliche Unversehrtheit.

Zahlreiche Lebensmittelskandale wie die Beimischung von Klärschlamm in Tierfutter, die Diskussion über die potentielle Übertragbarkeit von BSE auf den Menschen, Dioxin, Salmonellen oder Parasiten in Lebensmitteln betreffen überwiegend Nahrungsmittel tierischer Herkunft.

Viele Menschen haben heute ein, im Vergleich zu früher, deutlich gesteigertes Gesundheitsbewußtsein entwickelt. Diese Entwicklung wird durch wissenschaftliche Erkenntnisse gestützt, die belegen, daß zahlreiche Erkrankungen wie Übergewicht, Bluthochdruck, Atherosklerose und verschiedene Krebsarten durch eine falsche Ernährung hervorgerufen oder zumindest maßgeblich mitverursacht werden. Ernährungswissenschaftler und Mediziner empfehlen daher, den Verzehr pflanzlicher Nahrung aus krankheitsprophylaktischen Gründen deutlich zu erhöhen oder gar pflanzlichen Lebensmitteln generell den Vorzug vor tierischen Nahrungsmitteln zu geben.

Informationen dieser Art führen zu einer Sensibilisierung der Menschen, die sich schließlich in einer verstärkten Hinwendung zu vegetarischen Ernährungsweisen äußert. Allerdings gibt es auch zahlreiche Beispiele für eine spontane und abrupte Änderung der Eßgewohnheiten nach einem Schlüsselerlebnis. Dies erfolgt beispielsweise, wenn Menschen zum ersten Mal Zeuge von Vorgängen auf einem Schlachthof werden oder wenn Kinder ein Tier, mit dem sie möglicherweise ein vertrautes und freundschaftliches Verhältnis aufgebaut hatten, als Essen auf dem Teller wiederfinden.

Die unterschiedlichen genannten Motive für den Vegetarismus sollen zusammen mit weiteren Gründen beschrieben werden, die Gemischtköstler dazu bewegen, Vegetarier zu werden (Tab. 2).

2. Der ethisch-philosophische Hintergrund

Das älteste und wichtigste Motiv, das Menschen dazu bewegt, Vegetarier zu werden, ist die ethische Überzeugung, daß es Unrecht ist, Tieren Leid zuzufügen und sie zu töten. Wie kein anderer Beweggrund weckt das ethisch-philosophische Motiv Emotionen und provoziert Streitigkeiten.

Dennoch werden mittlerweile auch ethische Beweggründe von Vegetariern von immer mehr Mitgliedern unserer Gesellschaft anerkannt und respektiert. Die Bekenntnisse prominenter Persönlichkeiten aus Kunst, Sport, Politik und Kirche zu ihrer vegetarischen Lebensweise haben hierzu ohne Zweifel beigetragen. Viele Menschen werden angeregt, darüber nachzudenken, ob es moralisch gerechtfertigt ist, Tiere zu Nahrungszwecken zu töten.

In der Vergangenheit haben sich viele Denker mit dieser Thematik befaßt. „Werdet Ihr nicht der fluchbeladenen Schlachtung

Tab. 2: Gründe für eine vegetarische Ernährung
(*Leitzmann* und *Hahn*, 1996, S. 18)

ethisch/religiös	Töten als Unrecht/Sünde
	Fleischverzehr als religiöses Tabu
	Lebensrecht für Tiere
	Mitgefühl mit Tieren
	Ablehnung der Massentierhaltung
	Ablehnung der Tiertötung als Beitrag zur Gewaltfreiheit in der Welt
	Ablehnung des Verzehrs tierischer Nahrung als Beitrag zur Lösung des Welthungerproblems
ästhetisch	Abneigung gegen den Anblick toter Tiere
	Ekel vor Fleisch
	höherer kulinarischer Genuß vegetarischer Gerichte
spirituell	Freisetzung geistiger Kräfte
	Unterstützung von meditativen Übungen und Yoga
	Verminderung des Geschlechtstriebes
sozial	Erziehung
	Gewohnheit
	Gruppeneinflüsse
gesundheitlich	allgemeine Gesunderhaltung (undifferenziert)
	Körpergewichtsabnahme
	Prophylaxe bestimmter Erkrankungen
	Heilung bestimmter Erkrankungen
	Steigerung der körperlichen Leistung
	Steigerung der geistigen Leistungsfähigkeit
kosmetisch	Körpergewichtsabnahme
	Beseitigung von Hautunreinheiten
hygienisch-toxikologisch	bessere Küchenhygiene in vegetarischen Küchen
	Verminderung der Schadstoffaufnahme
ökonomisch	begrenzte finanzielle Möglichkeiten
	Sparen für andere Werte als Ernährung
sozial	Ablehnung tierischer Nahrung als Beitrag zur Lösung des Welthungerproblems
ökologisch	Verminderung der durch Massentierhaltung bedingten Umweltbelastungen

ein Ende bereiten? Seht Ihr nicht, daß Ihr Euch in blinder Unwissenheit der Seele selbst zerstört?" fragte beispielsweise Empedokles (Philosoph, Griechenland, 483–420 v. Chr.). Insbesondere von der Antike gingen viele Impulse für den Vegetarismus aus. So wird Pythagoras (Philosoph, Griechenland, 570–500 v. Chr.) als Begründer des klassischen Vegetarismus angesehen, weshalb bis zu Beginn des 20. Jahrhunderts die vegetarische Lebensweise als *Pythagoräismus* benannt wurde (Seite 30 f.). Eine Auswahl berühmter Vegetarier reicht von Pythagoras bis heute (Tab. 3).

Der antike Vegetarismus wie auch der religiös motivierte Vegetarismus verschiedener Glaubensrichtungen – beispielsweise des Hinduismus – gehen von der Lehre der Reinkarnation, also der Unsterblichkeit und Wiedergeburt der Seelen, aus und integrieren damit den Gedanken an ein transzendentales Jenseits (Seite 49). Philosophen späterer Jahrhunderte begründen die Forderung nach einer vegetarischen Lebensweise vor allem mit der Leidensfähigkeit von Tieren im Hier und Jetzt.

„Die Frage ist nicht: Können sie denken? Oder: Können sie sprechen? Sondern: Können sie leiden?" stellte Jeremy Bentham (Moralphilosoph, England, 1748–1832) vor über 200 Jahren fest. Aufbauend auf dieser Frage nach der Leidensfähigkeit der Tiere, entwickelte der Vordenker der modernen Tierrechtsbewegung Peter Singer (Philosoph, Australien, *1946) seine Philosophie des *Gleichheitsprinzips*, das er erstmals in seinem Buch „Animal Liberation" (1982) einer breiten Öffentlichkeit zugänglich machte. Dieses Prinzip besagt, daß „wir den ähnlichen Interessen derer, die von unseren Handlungen betroffen sind, gleiches moralisches Gewicht verleihen" sollen. Dies bedeute, daß Interesse gleich Interesse sei, egal, wer dieses Interesse hat, unabhängig von Stand, Geschlecht, Hautfarbe, Intellekt usw. Singer fordert also keine *Gleichbehandlung*, sondern *gleiche Berücksichtigung*. Dies wiederum heißt, daß die gleiche Berücksichtigung der Interessen verschiedener Wesen durchaus zu unterschiedlicher Behandlung führen kann.

Dieses Gleichheitsprinzip soll nicht alleine für das Verhältnis der Menschen untereinander gelten, sondern auch auf An-

Pythagoras
(Philosoph,
Griechenland,
570–500 v. Chr.)

Empedokles
(Philosoph,
Griechenland,
483–420 v. Chr.)

Ovid
(Dichter, Italien,
43 v. – 17 n. Chr.)

Seneca
(Philosoph, Italien,
5 v. – 65 n. Chr.)

Plutarch
(Philosoph,
Griechenland, 46–120)

Porphyrios
(Philosoph,
Griechenland, 233–304)

Leonardo da Vinci
(Maler und Erfinder,
Italien, 1452–1519)

François-Marie Arouet,
genannt Voltaire
(Schriftsteller,
Frankreich, 1694–1778)

Jeremy Bentham
(Moralphilosoph,
England, 1748–1832)

Arthur Schopenhauer
(Philosoph, Deutschland,
1788–1860)

Percy Bysshe Shelley
(Schriftsteller, England,
1792–1822)

Sylvester Graham
(Priester, USA,
1794–1851)

Henry David Thoreau
(Schriftsteller, USA,
1817–1862)

Leo Tolstoi
(Dichter, Rußland,
1828–1910)

Wilhelm Busch
(Dichter, Deutschland,
1832–1908)

Bertha von Suttner
(Schriftstellerin,
Österreich, 1843–1914)

Thomas Alva Edison
(Erfinder, USA,
1847–1931)

John Harvey Kellogg
(Arzt, USA, 1852–1943)

George Bernhard Shaw
(Schriftsteller, Irland,
1856–1950)

Mahatma Gandhi
(Rechtsanwalt, Indien,
1869–1948)

Christian Morgenstern
(Dichter, Deutschland,
1871–1914)

Albert Einstein
(Physiker, Deutschland/
USA, 1879–1955)

Elly Ney
(Musikerin,
Deutschland,
1882–1968)

Franz Kafka
(Schriftsteller,
Deutschland,
1883–1924)

Isaac Bashevis Singer
(Schriftsteller, Polen,
1904–1991)

Yehudi Menuhin
(Musiker, USA,
1916–1999)

Barbara Rütting
(Schauspielerin,
Deutschland, *1927)

Jane Goodall
(Verhaltens-
forscherin, Groß-
britannien, *1934)

Eugen Drewermann
(Theologe,
Deutschland, *1940)

Paul McCartney
(Musiker, Groß-
britannien,*1942)

Reinhard Mey
(Musiker,
Deutschland, *1942)

George Harrison
(Musiker, Groß-
britannien, *1943)

Nina Hagen
(Musikerin, Deutsch-
land, *1955)

gehörige anderer Arten, also auf Tiere, ausgedehnt werden. Singer prägte dazu den Begriff des *Speziesismus*. So wie Rassisten Menschen anderer Hautfarbe aufgrund ihrer anderen „Rasse" als Sklaven hielten und Sexisten Frauen aufgrund ihres anderen Geschlechts vom Wahlrecht ausschlossen, rechtfertigten Singer zufolge Speziesisten das Quälen, Einsperren, Töten und Essen von Tieren mit deren Zugehörigkeit zu einer anderen Art. Die übliche Diskriminierung und Ausbeutung von Tieren durch den Menschen aufgrund von Art oder Spezies sei somit genauso willkürlich, falsch und unhaltbar wie die Diskriminierung aufgrund von „Rasse" oder Geschlecht.

Ähnliche Gedanken hatte auch Albert Schweitzer (Philosoph und Arzt, Deutschland, 1875–1965), der sich lebenslang für ein ethisches und barmherziges Miteinander einsetzte. Schweitzer zentrales Theorem war die *Ethik der Ehrfurcht vor dem Leben*, derer nur der Mensch ansichtig werden könne, da er als einziges Wesen die Fähigkeit des Mitleidens mit anderen Lebewesen entwickelt habe. Alle Wesen hätten den Willen zum Leben, doch nur der Mensch könne miterleben, was in anderen Kreaturen vor sich geht. „Ethik ist ins Grenzenlose erweiterte Verantwortung gegen alles, was lebt", so Schweitzer, denn „wahrhaft ethisch ist der Mensch nur", wenn „das Leben als solches ihm heilig ist." Als Konsequenz dieser Überzeugung trat Schweitzer dafür ein, „dem Fleischgenuß zu entsagen", obwohl er selber nicht immer vegetarisch lebte.

Viele andere Denker der Neuzeit praktizierten eine vegetarische Lebensweise und machten aus ihrer ethisch-moralischen Überzeugung keinen Hehl. So äußerte Arthur Schopenhauer (Philosoph, Deutschland, 1788–1860): „Man möchte wahrlich sagen: die Menschen sind die Teufel der Erde und die Tiere ihre geplagten Seelen." Einen direkten Zusammenhang zwischen der Tötung von Tieren und Kriegen sah Leo Tolstoi (Dichter, Rußland, 1828–1910).

Sicher ist es nicht legitim, Fleischesser als blutdürstend und mordlustig abzutun und Vegetarier als friedliebend und wesensgut zu betrachten. Kaum ein Mensch kann existieren, ohne anderen Lebewesen zu schaden. Auch Vegetarier – mit

Ausnahme von konsequenten Früchteessern – müssen beispielsweise Pflanzen töten, um selbst überleben zu können. Keine vom Menschen geschaffene Philosophie ist frei von Widersprüchen. Obwohl der Vegetarismus eine Reihe von aktuellen Schwierigkeiten lösen kann, wäre es sicher utopisch anzunehmen, daß dadurch alle Probleme dieser Welt zu beseitigen wären.

Trotzdem muß die grundsätzliche Frage erlaubt sein, ob denn überhaupt eine Notwendigkeit dafür besteht, Fleisch zu essen. Dies kann zumindest aus ernährungsphysiologischer Sicht verneint werden (Seite 58). Wenn dem so ist, bleibt jedem wiederum nur die individuelle ethisch-moralische Bewertung seines (Ernährungs-)Verhaltens. Der Tierrechtler Helmut F. Kaplan (Philosoph, Österreich, *1952) geht sogar so weit, daß er in der Frage des Fleischessens überhaupt kein ethisches Problem erkennen kann, da das Interessenübergewicht dermaßen auf einer Seite liege: „Einerseits ein kurzer Gaumenkitzel für den Menschen, andererseits lebenslanges, schwerstes Leiden für die Tiere."

3. Religion und Glauben

> „Wer Kühe tötet und verzehrt,
> wird so viele Jahre in der Hölle schmachten,
> wie die geschlachtete Kuh Haare hat."
>
> (Mahabharata, Nationalepos der Inder)

In den Schriften und Lehren der verschiedenen Weltreligionen und Glaubensgemeinschaften finden sich Gedanken und Leitsätze, die das Verhältnis des Menschen zu seinen Mitgeschöpfen, und hier insbesondere zu den Tieren, thematisieren. Nahezu bei allen Völkern und Menschen ist die Beschäftigung mit einer übergeordneten Macht oder Wesenheit, dem „Göttlichen", vorhanden. Die gläubige Verehrung dieser Macht ist ein Ausdruck der Beschäftigung des Menschen mit dem Transzendentalen, dem Sein jenseits der irdischen Existenz. All diese Glaubenssysteme stellen sich hinsichtlich ihrer Form und ihrer inhaltlichen Ausgestaltung in sehr mannigfaltiger Weise dar. So gibt es Volks- und Stifterreligionen, natürliche und offenbarte Religionen, Mono- und Polytheismus, Stammes- und Weltreligionen sowie weitere Klassifikationen und Ausprägungen.

Dennoch lassen sich unabhängig von Herkunft und Entstehung der verschiedenen Religionen viele Gemeinsamkeiten feststellen, was Verhaltensempfehlungen hinsichtlich des menschlichen Daseins auf Erden betrifft. Zu diesen zählen in erster Linie:

- Streben nach ethischen und moralischen Grundsätzen,
- Gewaltlosigkeit,
- Nächstenliebe und Barmherzigkeit.

Dieses Streben kann in dem zentralen Leitsatz *„Behandle andere so, wie Du von ihnen behandelt werden willst"* zusammengefaßt werden, der in allen Religionssystemen in irgendeiner Form zu finden ist. Wird dieses Streben auch auf nicht-menschliche Wesen ausgedehnt, ergibt sich daraus die Anleitung zu einer vegetarischen Lebensweise. Hier ist allerdings zu unterscheiden, ob es sich um religiös geforderten Vegetarismus oder lediglich um vegetarisches Gedankengut in der jeweiligen Religion handelt.

In den verschiedenen Religionssystemen läßt sich eine deutliche Tendenz erkennen: Je älter die Religion bzw. die etwaigen ihr zugrundeliegenden Schriften und Lehren sind, um so eher finden sich Hinweise auf die Achtung aller Lebewesen. So wird beispielsweise im *Hinduismus*, einer der ältesten Religionen, der Vegetarismus sehr konsequent vertreten. Das Prinzip der *Ahimsa* – das Nicht-Töten und Nicht-Verletzen – und damit eine generelle Gewaltlosigkeit gegenüber allen Geschöpfen, wurde in den *Veden*, den ältesten heiligen Schriften Indiens, eingearbeitet und im Sinne des Vegetarismus gedeutet.

Bekannt wurde diese Leitregel vor allem durch das Leben und Wirken von Mohandas Karamtschand Gandhi, genannt Mahatma (Rechtsanwalt, Indien, 1869–1948), der lebenslang Vegetarier war.

Anders stellt sich die Situation im *Islam*, der jüngsten der großen Weltreligionen, dar. In vielen islamisch geprägten Ländern werden Tiere heute sehr rücksichtslos behandelt. Dennoch beinhaltet auch die islamische Lehre Hinweise auf die Achtung aller Lebewesen. So heißt es im Koran: „Kein Geschöpf bewegt sich auf Erden, das Er nicht an der Stirnlocke hielte."

Das *Christentum* als die Religion mit der weltweit größten Anhängerschaft stützt seine Lehren in erster Linie auf die Bibel. Obwohl sich gerade im Alten Testament zahlreiche Hinweise und Anleitungen zu einer respektvollen und barmherzigen Behandlung aller Geschöpfe finden, ist die 2000jährige Geschichte des christlichen Abendlandes mit Grausamkeit und Härte gegenüber Tieren verknüpft. Diese Mißachtung gipfelte im Mittelalter in der absurden Praxis, daß in den sogenannten „Hexenprozessen" regelmäßig Tiere schuldig gesprochen wurden, mit dem Teufel im Bunde zu stehen, und schließlich auf dem Scheiterhaufen verbrannt wurden. Heute werden in christlichen Ländern unzählige Tiere für Nahrungs- und Versuchszwecke getötet, denn im Gegensatz zu östlichen Religionen geht der christliche Glaube von einer Unbeseeltheit der Tiere aus.

Für viele christlich motivierte Vegetarier ist das 5. Gebot *„Du sollst nicht töten"* ein klares Bekenntnis für den Vegetarismus. In der Bibel finden sich Textstellen, die sich mit einer vegetarischen Lebensweise befassen. So heißt es in der Schöpfungsgeschichte: „Dann sprach Gott: Hiermit übergebe ich Euch alle Pflanzen auf der ganzen Erde, die Samen tragen, und alle Bäume mit samenhaltigen Früchten. Euch sollen sie zur Nahrung dienen" (1. Mose 1,29). Hier ist keine Rede davon, daß der Mensch auch Tiere essen soll. Im Gegenteil, Fleischverzehr wird untersagt: „Allein esset das Fleisch nicht, das noch lebt in seinem Blut" (1. Mose 9,4). (In 1. Mose 9,3 heißt es allerdings, daß Gott den Menschen alles zur Speise gab, was sich bewegt).

Viele kleinere Religionsgemeinschaften, die sich erst in den letzten Jahrhunderten gebildet haben, leben sehr streng und wortgetreu nach der Bibel. So sind etwa die Adventisten vom Siebenten Tage oder die Quäker sehr stark vom vegetarischen Gedankengut in der Bibel beeinflußt.

Der Glaube an die Reinkarnation, die Seelenwanderung und Wiedergeburt, stellt insbesondere im *Buddhismus* einen entscheidenden Impuls für ein religiöses Verbot des Fleischverzehrs dar. Gegründet wurde der Buddhismus im 6. Jahrhundert v. Chr. von Siddharta Gautama, genannt Buddha, (Religionsstifter, Indien, 560–480 v. Chr.) und seinen Anhängern. Barmherzigkeit gegenüber allen Wesen sowie eine vegetarische Lebensweise sind Grundvoraussetzungen für die Erlangung der Weisheit, um schließlich im Nirwana aufzugehen und die ewige Kette von Wiedergeburten zu beenden.

Auch zeitgenössische Vertreter des Buddhismus setzen sich mit dem Verhältnis von Mensch und Tier auseinander. So äußerte sich der Dalai Lama (religiöses Oberhaupt des tibetischen Volkes, Tibet, *1935): „Selbstverständlich stehen wir auf einer höheren Stufe als die Tiere aufgrund unserer Intelligenz und Geisteskraft. Aber im Hinblick auf das Recht zu leben befinden wir uns natürlich auf derselben Stufe wie die Tiere."

Viele religiöse Meister waren Vegetarier. Sie *hatten* keine Religion, sondern *lebten* ihre Religion aufgrund dessen, was sie in ihrem Leben erfahren hatten. Allen gemeinsam war jedoch immer die Achtung anderer Lebewesen, ungeachtet ihrer Bedeutung und Entwicklungsstufe.

4. Gesundheitliche Gründe

Die meisten Vegetarier begründen den Nicht-Verzehr von Fleisch und Fisch nach der Nennung von ethischen Motiven an zweiter Stelle mit gesundheitlichen Motiven. Inzwischen gilt eine fleischlose Ernährung als zeitgemäß und zukunftsweisend, weil sie als „leichte Kost" auch bestens dazu geeignet ist, den gestreßten Menschen in körperlich inaktiven Wohlstandsgesellschaften des 21. Jahrhunderts gesund und fit zu erhalten. Auf dem Markt befindet sich heute eine breite Fülle von vegetarischen Kochbüchern zu den fleischlosen Küchen vieler Länder und Kontinente, vegetarische Imbißrestaurants und Partydienste können vor allem in Großstädten ein wachsendes Publikum bedienen. Längst hat die fleischlose Ernährung nicht mehr den Ruch des Mangels und des Verzichts. Im Gegenteil: Meisterköche und Gourmets haben die vegetarische Küche für sich entdeckt und verbinden den bei ihnen stets im Vordergrund stehenden Genußgedanken mit Gesundheit. Der vermeintliche Widerspruch zwischen Genuß und Gesundheit ist damit aufgelöst.

Dieser Gesundheitstrend kann sich mittlerweile auf gesicherte wissenschaftliche Erkenntnisse stützen. Nachdem seit vielen Jahren mehrere breitangelegte Vegetarierstudien vorliegen, werden in medizinischen und ernährungswissenschaftlichen Fachzeitschriften zunehmend Untersuchungen zu verschiedenen Aspekten vegetarischer Ernährungsformen veröffentlicht. Diese Studien machen deutlich, daß der Verzehr einer abwechslungsreichen und vollwertigen vegetarischen Kost zahlreiche gesundheitliche Vorteile bietet.

Das Risiko für ernährungsbedingte Krankheiten wie koronare Herzerkrankungen, Herzinfarkt, Gicht, Übergewicht und verschiedene Krebsarten sinkt teilweise deutlich. Die Lebenserwartung von Vegetariern liegt durchschnittlich über der von Gemischtköstlern, wobei berücksichtigt werden muß, daß sich Vegetarier außer in der Ernährung auch in anderen Lebensbereichen gesundheitsbewußter verhalten, etwa hinsichtlich der Häufigkeit von körperlicher Aktivität und des Konsums von Genußmitteln (Seite 14).

Während sich diese positiven Effekte einer vegetarischen Ernährung vor allem langfristig ergeben und vegetarische Kostformen somit eine wirkungsvolle gesundheitsprophylaktische Maßnahme darstellen, berichten viele Vegetarier darüber hinaus von einer subjektiven Verbesserung des individuellen Wohlbefindens, die sie nach ihrer Umstellung auf eine vegetarische Ernährung verzeichnen konnten. Dies betrifft nicht nur körperliche, sondern auch geistige und seelische Aspekte.

Viele vegetarisch lebende Menschen sind der Überzeugung, daß ihnen die fleischlose Kost eine gewisse „geistige Leichtigkeit" verschafft, die sich in erhöhter Kreativität, Konzentrationsfähigkeit und geistiger Ausdauer äußert. Durch das Meiden des Verzehrs von Nahrungsmitteln von getöteten Tieren fühlen sich Vegetarier auch seelisch „erleichtert", wenn die vermeintliche Mitschuld am – wenn auch meist indirekten – Töten von leidensfähigen Mitgeschöpfen nicht länger ihr Gewissen belastet. Diesen Zustand faßte Franz Kafka (Schriftsteller, Deutschland, 1883–1924) beim Betrachten von Fischen in einem Aquarium in die Worte: „Nun kann ich euch in Frieden betrachten; ich esse euch nicht mehr."

5. Ökonomische, soziale und ökologische Gründe

> *„Ein Land, das ursprünglich groß genug war,*
> *um alle seine Bewohner ausreichend mit pflanzlicher Kost*
> *zu ernähren, wird durch den Fleischverzehr und die*
> *dadurch erforderlichen Weideflächen plötzlich zu klein,*
> *weshalb wir in den Krieg ziehen müssen, um uns andere*
> *Länder untertan zu machen."*
>
> Plato
> (Philosoph, Griechenland, 427–347 v. Chr.)

Während die bisher beschriebenen Beweggründe für eine vegetarische Lebensweise mehr oder weniger individueller Natur sind, machen viele Vegetarier auch gesellschaftliche Motive geltend, die für das Meiden des Verzehrs von Fleisch sprechen. Zwar ist den meisten Menschen in den westlichen Industrienationen heute bewußt, daß ihr Konsumverhalten nicht nur Auswirkungen auf die eigene Gesundheit hat, sondern auch globale Konsequenzen (Klimaveränderungen, Ressourcenverbrauch, Schädigungen der Umwelt) nach sich zieht. Dieses Bewußtsein hat inzwischen Verhaltensänderungen bewirkt, beispielsweise sparsameren Energieverbrauch oder die Bevorzugung von energieeffizienteren Technologien. Geht es jedoch um die Ernährung, ist ein Bewußtsein hinsichtlich globaler

Zusammenhänge bei den meisten Menschen kaum bis gar nicht ausgeprägt. Diese Zusammenhänge beinhalten ökonomische, soziale und ökologische Aspekte.

Nahrungsmittel, die in den Industrienationen verzehrt werden, stammen noch überwiegend aus lokaler oder regionaler Erzeugung, kommen aber zunehmend aus der ganzen Welt, mit teilweise langen Transportwegen. Die Erzeugung von Nahrungsmitteln erfordert Wasser und Energie zur Gewinnung und Herstellung von Betriebsstoffen wie Diesel, Benzin und Dünger sowie zur Wärmeversorgung – beispielsweise von Gewächshäusern.

In vielen sogenannten Entwicklungsländern werden als Erbe der Kolonialzeit *cash crops* erzeugt. Oft werden diese Exportgüter in ökologisch bedenklichen Monokulturen produziert.

Während die heute übliche Erzeugung sowie der anschließende Transport von pflanzlichen Lebensmitteln bereits gewaltige Mengen an Rohstoffen verbrauchen, stellt sich die Situation bei der Produktion von Nahrungsmitteln tierischer Herkunft noch drastischer dar. Um ein Kilogramm Fleisch zu erzeugen, werden je nach Berechnungsgrundlage und Tierart Äquivalente von fünf bis sieben Kilogramm Getreide benötigt, denn Tiere verbrauchen einen Großteil der aufgenommenen Nahrung zur Aufrechterhaltung des eigenen Stoffwechsels. Die verschiedenen Getreidearten stellen jedoch die Ernährungsgrundlage des Menschen dar, wobei Reis und Weizen mit Abstand weltweit die wichtigsten sind. Während der überwiegende Teil der Weltbevölkerung sich direkt von Getreide ernährt (Pro-Kopf-Verbrauch in Entwicklungsländern etwa 160 kg/Jahr), werden in der EU etwa 60 % und in den USA rund 70 % des erzeugten Getreides an Tiere verfüttert. Dieses Getreide wird dann in Form von Fleisch verzehrt, so daß Europäer theoretisch auf einen jährlichen Getreideverbrauch in Höhe von etwa 435 kg und US-Amerikaner von rund 660 kg/Person/Jahr kommen (Fleischexporte eingerechnet). (FAO, 2005)

Doch nicht nur das im eigenen Lande erzeugte Getreide wird als Futtermittel verbraucht, zusätzlich werden große

Mengen an Getreide und vor allem Sojabohnen und Maniok aus den sogenannten Entwicklungsländern importiert. Um diese Mengen produzieren zu können, wurden und werden große Teile des tropischen Regenwaldes gerodet. Weltweit verschwindet jede Sekunde unwiederbringlich tropischer Regenwald, der der Fläche eines Fußballfeldes entspricht.

Neben dem Verlust von direkt für den Menschen nutzbarer Nahrungsenergie in Form von Getreide ist die Produktion von Nahrungsmitteln tierischer Herkunft auch mit hohen Verlusten an Primärenergie verbunden. Während bei pflanzlichen Lebensmitteln der entstandene Nahrungsenergiegehalt, insbesondere bei ökologischer Erzeugung, meist höher ist als die eingesetzte Primärenergie, ist die Bilanz bei tierischen Lebensmitteln fast immer negativ.

Der nach dem Zweiten Weltkrieg in Deutschland drastisch angestiegene Fleischkonsum von derzeit etwa 60 kg/Person/ Jahr konnte nur durch eine intensive, industrielle Fleischproduktion ermöglicht werden. Die damit verbundene, nicht tiergerechte Massentierhaltung, die besonders in Norddeutschland zu beobachten ist, schafft viele ökologische Probleme:

- Ackerflächenverbrauch,
- Grundwassergefährdung durch Gülle und Pestizide,
- Förderung des Treibhauseffekts durch Methan und Ammoniak,
- Rückstände von „Masthilfen" und Tierarzneimitteln,
- Verlust an Artenvielfalt durch Hochleistungsrassen.

Vegetarische Ernährungsformen können einen wirksamen Beitrag zur Schonung der Umwelt leisten. Während von heute rund sechs Milliarden Menschen etwa 800 Millionen hungern, häuft die EU Fleischberge und andere Überschüsse an. Paradoxerweise subventionieren auch Vegetarier durch ihre Steuern diese Überproduktion. Rein rechnerisch könnten mit der heute vorhandenen Ackerfläche alle Menschen ausreichend mit pflanzlicher Nahrung versorgt werden. Beispielsweise ernährt China mit weniger als 8 % der weltweiten Ackerfläche mehr als 20 % der Weltbevölkerung. Ermöglicht

wird dies durch den geringen Verzehr tierischer Nahrungsmittel. Eine Ernährung der Weltbevölkerung mit einem wie in
den westlichen Industrienationen üblichen hohen Anteil an
vom Tier stammenden Nahrungsmitteln wäre nicht realisier-
bar oder würde kurzfristig den ökologischen Kollaps herbei-
führen.

IV. Geschichte des Vegetarismus

... belächelt, verspottet, bekämpft,
toleriert, akzeptiert, übernommen ...

Über Millionen von Jahren ernährte sich die Menschheit überwiegend oder ausschließlich vegetarisch. Für diese Verhaltensweise war während der frühen Menschheitsgeschichte das damals vorhandene Nahrungsangebot bestimmend. Auch heute lebt ein großer Teil der Weltbevölkerung aufgrund ökonomischer Zwänge, aber auch religiöser Vorschriften, vegetarisch. Der Grundstein für eine vegetarische Lebensweise aus moralischen Erwägungen heraus wurde hingegen in der Antike gelegt, insbesondere im alten Griechenland.

1. Antike

Die ersten Impulse für eine fleischlose Ernährungsweise gingen im 6. Jahrhundert v. Chr. von der Orphik aus, einer Mysterien- und Erlösungsreligion um die mythische Gestalt des Orpheus – Dichter, Sänger und nicht zuletzt Religionsstifter. Die Orphiker stellten das Streben nach Askese, einer Enthaltsamkeit in allen Lebensbereichen und somit auch in der täglichen Kost, in den Mittelpunkt ihres Glaubens. Durch eine religiöse, sittliche Lebensweise und das Streben nach Reinheit sah diese religiös-ethische Bewegung die Möglichkeit der Befreiung der Seele. Ihre Anhänger mieden den Verzehr alles „Beseelten". Neben dem Verbot des Fleischkonsums war es ihnen auch nicht gestattet, Eier zu essen oder Wolle zu tragen. Durch die völlige und andauernde Enthaltsamkeit verliehen die Orphiker dem griechischen Religionsverständnis neue Impulse, denn das Meiden des Verzehrs bestimmter Nahrungsmittel stellte im Vergleich mit den damals üblichen kultischen Speiseverboten etwas völlig Neuartiges dar.

Die Ablehnung von Fleisch wurde von Pythagoras (Philosoph und Mathematiker, Griechenland, 570–500 v. Chr.) aufgegriffen und weitergeführt. Auf seinen Reisen kam er als einer der ersten Europäer mit der asiatischen Welt, ihrem Gedankengut und ihren Religionen in Berührung. Im 6. Jahrhundert v. Chr. wirkten in Asien Männer wie Siddharta Gautama, genannt Buddha (Religionsstifter, Indien 560–480 v. Chr.), Lao-tse (Philosoph, China, 6. Jahrhundert v. Chr.) und Kung-fu-tse, genannt Konfuzius (Philosoph, China, 551–479 v. Chr.), die wesentliche Fundamente für die östlichen Religions- und Glaubenssysteme legten. Das Meiden des Verzehrs von Fleisch und damit der Nichtverzehr von „beseelten" Wesen, basierend auf dem Glauben an Seelenwanderung und Wiedergeburt (Reinkarnation), wurde zu einem wesentlichen Bestandteil des *Pythagoräismus*, wie die vegetarische Lebensweise bis zu Beginn des 20. Jahrhunderts bezeichnet wurde.

Da Pythagoras selbst keine Schriften hinterlassen hat, wissen wir von seinen Lehren vor allem aus Aufzeichnungen Dritter. So berichtete etwa Ovid (Dichter, Italien, 43 v. bis 17 n. Chr.): „Dort war ein Mann. Aus Samos gebürtig. [...] Der drang [...] im Geist zu den Göttern; und was die Natur den menschlichen Blicken verbarg, er sah's mit dem inneren Auge." Seine Erkenntnisse von Anfang und Wesen der Welt, von der Natur und von Gott trug er schließlich Schülern vor. Zuerst rügte er, so Ovid weiter, „daß Beseeltes aufgetischt werde als Mahl".

Auch Plutarch (Philosoph, Griechenland, 46–120) äußerte sich zum Fleischverzehr: „Du fragst, was Pythagoras bewog, kein Fleisch zu essen. Ich aber frage Dich, was für einen Mut der Mensch gehabt haben muß, der zuerst ein blutiges Stück Fleisch in den Mund steckte von Tieren, die noch im Augenblicke vorher blökten, brüllten, liefen und sehen konnten. Wie konnte seine Hand einem empfindsamen Wesen ein Messer ins Herz stoßen, und wie konnten seine Augen einen Mord ertragen? [...] Staunen muß man über diejenigen, die diese grausamen Mahlzeiten anfingen, nicht über diejenigen, die sich ihrer enthielten." Die logische und praktische Konsequenz dieser Einstellung zu Tieren war der Vegetarismus.

Auch gut 500 Jahre nach Pythagoras bekannten sich antike Denker zum Vegetarismus, beispielsweise Porphyrios (Philosoph, Griechenland, 233–304): „Tieren die Kehlen abzuschneiden, sich mit ihrem Mord zu besudeln und sie zu kochen, nicht etwa aus Not und um unser Leben zu erhalten, sondern aus Wollust und Genußsucht: das ist über alle Maßen schlecht und abscheulich."

Dennoch darf nicht vergessen werden, daß auch bei den Menschen der Antike die freiwillig gewählte vegetarische Kost eher die Ausnahme war. Der Verzehr von Fleisch als mythischem Kraftspender vor dem Kampf oder blutige Tieropfer zur Besänftigung der Götter waren hingegen die Regel. Doch auch zu dieser Zeit wiesen Ärzte, allen voran Hippokrates (Arzt, Griechenland, 460–370 v. Chr.), bereits auf die negativen gesundheitlichen Folgen eines zu hohen Fleischkonsums hin. Hippokrates verordnete Fasten, Vollkornbrot, Obst und rohes Gemüse und steht somit heutigen Ernährungsempfehlungen erstaunlich nahe.

Während der vielen Jahrhunderte zwischen der Antike und dem Beginn der Industrialisierung sind nur wenige Denker, Philosophen und andere prominente Persönlichkeiten überliefert, die sich zu einer vegetarischen Lebensweise bekannten. Einer von ihnen war Leonardo da Vinci (Maler und Erfinder, Italien, 1452–1519).

2. Zeitalter der Industrialisierung

Gegen Ende des 19. Jahrhunderts fand der Vegetarismus schließlich neue Impulse und erreichte in Europa und den USA erstmals eine breitere Öffentlichkeit. Mit der „Industriellen Revolution", die ihren Ursprung in der zweiten Hälfte des 18. Jahrhunderts in Großbritannien hatte, begann für die Staaten Westeuropas und Nordamerikas ein dramatischer Veränderungsprozeß.

Als Gegenströmung zu den rasanten gesellschaftlichen Veränderungen der Industrialisierung, die sowohl Körper als auch Psyche der Menschen in Mitleidenschaft zogen, entstand im ausgehenden 19. Jahrhundert die *Lebensreform-Bewegung*. Die Vertreter dieser Bewegung stellten ein neues Verhältnis des Individuums zur Natur und zur Gesellschaft in den Mittelpunkt ihrer Bemühungen. Ihren Ursprung hatten diese Überlegungen im Naturalismus, der mit der Devise *Zurück zur Natur!* beschrieben werden kann. Als geistiger Vater dieser Strömung gilt Jean-Jacques Rousseau (Philosoph, Frankreich, 1712–1778), der eine Erziehung zu einem einfachen, naturverbundenen Leben forderte, bereits frühe Kritik an der Schulmedizin übte und eine vegetarische Lebensweise propagierte.

Auf der Basis des Naturismus umfaßte die Lebensreform-Bewegung alle Lebensbereiche. Innerhalb der Lebensreform übernahmen vor allem Vertreter der Naturheilkunde eine Vorreiterrolle. Bereits im ausgehenden 18. und beginnenden 19. Jahrhundert gaben Christoph Wilhelm Hufeland (Arzt, Deutschland, 1762–1836), Samuel Hahnemann (Arzt, Deutschland, 1755–1843) oder Vinzenz Priessnitz (Landwirt und Naturheilkundiger, Deutschland, 1799–1851) erste Impulse für eine naturgemäße Lebens- und Heilweise.

Oftmals ergänzten sich Forderungen aus der Lebensreform und der Naturheilkunde gegenseitig. So empfahlen Vertreter der Naturheilkunde vegetarische Kost zur Unterstützung der natürlichen Therapiemethoden und sahen die fleischlose Ernährung als wesentlichen Bestandteil des Heilprozesses bzw. der Krankheitsprophylaxe an. Ein wichtiger Wegbereiter dieser engen Verbindung von Naturheilkunde und vegetarischem Gedankengut war Theodor Hahn (Apotheker, Deutschland, 1824–1883). In dem Werk *Die naturgemäße Diät, die Diät der Zukunft* legte Hahn seine Erkenntnisse von richtiger Ernährung und gesunder Lebensweise dar. Oft wird er auch als der erste Vegetarier in der Naturheilkunde bezeichnet. Max Bircher-Benner (Arzt, Schweiz, 1867–1939) verordnete seinen Patienten pflanzliche Rohkost und ging damit neue Wege der Ernährungstherapie. Auch heute noch besteht ein enger Zusammenhang zwischen vegetarischer Ernährung und Naturheilkunde, denn besonders Vegetarier bevorzugen natürliche Heilmethoden.

Innerhalb der Lebensreform-Bewegung nahm die vegetarische Lebensweise eine wichtige, wenn auch nicht zentrale Position ein. Entscheidend für die beginnende Kritik des modernen menschlichen Ernährungsverhaltens war der Wandel im 19. Jahrhundert. Die rasante Technisierung umfaßte nicht nur die Herstellung von Gebrauchsgütern, sondern auch die Nahrungsmittelproduktion.

Der seit 1850 stetig zunehmende Fleischkonsum und die parallel dazu steigende Zahl an Zivilisationskrankheiten gaben schließlich Anlaß zu Kritik an der modernen Lebensweise. Diese Kritik sowie die Betonung einer gesunden und vollwertigen Ernährung war der Ansatz der Ernährungsreform, die wiederum stark vegetarisch geprägt war. Allerdings waren viele ihrer Anhänger in erster Linie gesundheitlich orientiert und weniger ethisch-moralisch motiviert.

Wie auch andere Reformbewegungen verstand sich der moderne Vegetarismus als Strömung, die eine breite Öffentlichkeit erreichen wollte. Die neuen technischen Möglichkeiten, über Zeitschriften, Flugblätter und Bücher die vegetarische Idee zu verbreiten, gaben der Bewegung einen bis dahin unbekannten Auftrieb. Auch die entstehende rege Vereinstätigkeit, ein im 19. Jahrhundert auftauchendes neues Phänomen der Organisation privater Interessen, verstärkte diese Tendenz.

Der freireligiöse Eduard Wilhelm Baltzer (Theologe und Demokrat, Deutschland, 1814–1887) gründete im Jahre 1867 im nordthüringischen Nordhausen zusammen mit vier (!) Mitstreitern schließlich den ersten vegetarischen Verein Deutschlands, den *Verein für natürliche Lebensweise*, dessen Ziel insbesondere „die Pflege der Gesundheit und Wohlfahrt durch naturgemäße Lebensweise im Sinne des Vegetarianismus" darstellte. Baltzer verknüpfte in seinen Theorien religiöse, moralische, politische, volkswirtschaftliche und gesundheitliche Motive, beschrieben in seinem Werk *Die natürliche Lebensweise*. Durch Publikationen und Schriften sollten die Menschen von einer vegetarischen Lebensweise überzeugt werden. Für Baltzer war der Vegetarismus eng mit einer sozialen Utopie der Entstehung eines neuen und höheren Menschengeschlechts verbunden, das sich durch Meiden des Verzehrs von Fleisch und eine naturgemäße Lebensweise „zum Wahren, Guten und Richtigen" entwickelt, um sich schließlich „Gott zu nähern". Außerdem sah er in der vegetarischen Kost auch die Möglichkeit, soziale Mißstände zu ändern: Da die pflanzliche Kost billiger sei als tierische, solle sich die ärmere Bevölkerungsschicht vegetarisch ernähren, um Not zu beseitigen und die Unterschiede zwischen Arm und Reich zu verringern.

Zahlreiche lokale Vereinsgründungen von Vegetariern folgten in den nächsten beiden Jahrzehnten, insbesondere in Großstädten und Ballungsgebieten. Im Jahre 1884 gab es bereits elf lokale Vegetarier-Vereinigungen in Deutschland. Die beiden bedeutendsten Vegetarier-Vereine schlossen sich 1892 in Leipzig zum *Deutschen Vegetarier-Bund* zusammen. Bald darauf wurde 1908 in Dresden die *Internationale Vegetarier-Union* gegründet, die seitdem regelmäßig internationale Kongresse veranstaltet.

Aufgrund der steigenden Nachfrage von Vegetariern nach naturbelassenen Lebensmitteln entstanden seit 1887 mit dem Berliner Versandhaus Carl Braun die ersten Reformwarenläden sowie vegetarische Restaurants. Die erste vegetarische Gaststätte in Deutschland wurde 1871 vermutlich unter Mitwirken von Richard Wagner (Komponist, Deutschland, 1813–1883) in Bayreuth eröffnet.

In England entwickelte sich der organisierte Vegetarismus etwas früher, denn bereits 1847 wurde die *English Vegetarian Society* gegründet.

In Nordamerika gilt Sylvester Graham (Priester, USA, 1794–1891), Erfinder des nach ihm benannten „Grahambrots", als einer der Begründer der modernen Gesundheitsbewegung. Graham setzte sich vehement gegen den Konsum von Alkohol und anderen Genußmitteln ein und propagierte eine vollwertige, vegetarische Ernährungsweise. Auch der Name der Adventistin Ellen White (Lebensreformerin, USA, 1827–1915) ist eng mit der Verbreitung der vegetarischen Idee in Nordamerika verbunden. Als Mitbegründerin der religiösen Gemeinschaft der Adventisten vom Siebenten Tage war sie nach den Worten der Bibel davon überzeugt, daß der Körper des Menschen den „Tempel Gottes" darstellt und nicht durch ungesunde Speisen, Fleisch, Alkohol, Tabak und andere Anregungs- und Genußmittel verunreinigt werden darf. Ein weiterer prominenter Vertreter der Adventisten war der Vegetarier John Harvey Kellogg (Arzt, USA, 1852–1943), Erfinder der gleichnamigen Cornflakes und Autor zahlreicher Gesundheitsschriften.

Heute ernährt sich etwa die Hälfte der weltweit auf zwei Millionen geschätzten Adventisten lakto-ovo-vegetarisch. Ihre Intention für das Vorantreiben vegetarischen Gedankenguts ist jedoch mehr durch gesundheitliche und theologische als durch ethische Fragen geprägt.

3. Aktuelle Situation

Nachdem der *Deutsche Vegetarier-Bund* 1935 durch seine Mitglieder aufgelöst wurde, um der bevorstehenden Gleichschaltung durch die Nationalsozialisten zuvorzukommen – 1934 hatte das Hitler-Regime die *Deutsche Gesellschaft für Lebensreform* gegründet und die bestehenden vegetarischen Vereine als *Baltzer-Bund* eingegliedert –, war der organisierte Vegetarismus in Deutschland vorerst beendet. Der Mythos, daß Hitler angeblich selbst Vegetarier war (trifft aber nicht zu), kam den Vereinen keineswegs zugute. Zwar gab es innerhalb der Lebensreform Vertreter mit rassischem oder völkischem Gedankengut, und auch faschistische Ideale wie Reinheit, Athletik, Natürlichkeit und körperliche Schönheit konnten auf den damaligen Vegetarismus zumindest teilweise projiziert werden. Die pazifistische und ethische Grundüberzeugung des Vegetarismus war jedoch mit dem Nationalsozialismus nicht in Einklang zu bringen.

Nach dem Zweiten Weltkrieg setzte eine rasche Neuorganisation ein. Bereits 1946 entstand die *Vegetarier-Union Deutschlands*, die 1973 in *Bund für Lebenserneuerung* umbenannt wurde. Schließlich besann man sich im Jahre 1986 auf die eigenen Wurzeln und änderte den Vereinsnamen erneut in *Vegetarier-Bund Deutschlands e.V.* mit Sitz in Hannover. Die größte deutsche vegetarische Dachorganisation zählt heute etwa 4 000 Mitglieder. Die Anzahl der Vegetarier in Deutschland wird auf über sechs Millionen Menschen (rund 8 % der Bevölkerung) geschätzt; damit wird deutlich, daß nur ein sehr geringer Anteil der Vegetarier in herkömmlicher Weise organisiert ist. Dies mag teilweise mit dem antiquierten Image der Vegetarier-Verbände zusammenhängen, aber auch mit der gesellschaftlichen Entwicklung der letzten Jahrzehnte.

Viele der Menschen, die sich heute vegetarisch ernähren, waren Teil der in den 1970er Jahren in Deutschland aufkommenden Umweltschutz- und Ökologiebewegung. Die Angst vor den Gefahren der Atomenergie, dem Waldsterben und einer zunehmenden Zerstörung der Lebensgrundlagen des Menschen entwickelte sich zu einer Massenbewegung, deren Ideen nach einer gewissen Zeit die gesamte Gesellschaft durchdrangen und Menschen dazu veranlaßten, das eigene Verhalten zu verändern.

In dieser Zeit entstanden sogenannte *Food Coops*, Einkaufsgemeinschaften von Verbrauchern, die sich selbst mit naturbelassenen Nahrungsmitteln aus ökologischem Anbau versorgen wollten. Aus den Food Coops entwickelten sich schließlich die ersten Naturkostläden. Viele der Betreiber waren selbst Vegetarier, die im konventionellen Lebensmittelhandel schmackhafte fleischlose Nahrungsmittel vermißten. Aus manchen Naturkostläden entstanden namhafte Naturkost-Hersteller, die mittlerweile eine Vielzahl an vegetarischen Brotaufstrichen, Soja-Produkten und Fertiggerichten aus ökologisch angebauten Zutaten auf den Markt gebracht haben.

Viele der „neuen" Vegetarier rekrutieren sich demnach aus der links-alternativen Ökologiebewegung, aber auch aus der Tierrechtsbewegung, deren Anhänger sich nicht nur vegetarisch, sondern zumeist auch vegan ernähren. Während die Tier*schutz*bewegung sich vorwiegend im Bereich des karitativen Tierschutzes einsetzt, beispielsweise in Tierheimen und für die Verbesserung der Situation der vom Menschen genutzten Tiere, sieht die Tier*rechts*bewegung in jeglicher Nutzung von Tieren durch den Menschen (Nahrungsmittelgewinnung, Tierversuche, Zoo, Zirkus, Kleidung usw.) eine Ausbeutung und fordert deren Abschaffung. Die Mehrheit dieser Vegetarier ist nicht bereit, sich in Vereinen zu organisieren, die ihnen unattraktiv erscheinen, sondern bevorzugt gesellschaftliches Engagement außerhalb festgefügter Strukturen.

Wie viele Vegetarier es weltweit gibt, läßt sich nicht genau feststellen. Vegetarierverbände, aber auch Gesundheitsinstitutionen, Wissenschaft und Meinungsforschungsinstitute führen jedoch immer wieder Bevölkerungsbefragungen durch, die ungefähre Schätzungen erlauben (Tab. 4). Das Verhältnis von Frauen und Männern wird bei solchen Untersuchungen meist mit 60:40 angegeben.

Tab. 4: Anzahl der Vegetarier in verschiedenen Ländern
(Quelle: Schätzungen internationaler Vegetarierorganisationen)

Land	Einwohner (2006) in Millionen	Anzahl der Vegetarier in Tausend	Anteil der Vegetarier an der Bevölkerung in Prozent
Australien	20,2	400	2
Belgien	10,4	210	2
Dänemark	5,4	110	2
Deutschland	82,7	6600	8
Frankreich	60,5	1200	2
Großbritannien	59,7	5400	9
Irland	4,1	240	6
Italien	58,1	2900	5
Kanada	32,3	1300	4
Niederlande	16,3	700	4
Norwegen	4,6	90	2
Österreich	8,2	245	3
Polen	38,5	385	1
Portugal	10,5	200	2
Rumänien	21,7	850	4
Schweden	9,0	270	3
Schweiz	7,5	225	3
Slowakei	5,4	54	1
Spanien	43,1	1700	4
Tschechien	10,2	205	2
USA	302,2	7400	2,5

V. Die Entwicklungsgeschichte der Ernährung des Menschen

> *„Solange es Schlachthäuser gibt,*
> *wird es auch Schlachtfelder geben."*
> Leo Tolstoi
> (Dichter, Rußland, 1828–1910)

Angesichts der massiven gesundheitlichen Probleme, die heute mit der in den Industrienationen üblichen Ernährungsweise verbunden sind, und angesichts der Diskussion, ob der Mensch von Natur aus mehr ein Fleisch- oder mehr ein Pflanzenfresser ist, stellt sich die Frage nach der artgerechten Ernährung des Menschen. Diese kann u.a. aus der Ernährung der entwicklungsgeschichtlichen Vorfahren des Menschen sowie aus den anatomischen und physiologischen Gegebenheiten des heutigen Menschen abgeleitet werden.

Offensichtlich ist der Mensch in der Lage, sich mannigfaltige Nahrungsquellen zu erschließen und diese zu nutzen. Ein Blick auf die Nahrungsmittelauswahl von „Naturvölkern" verschiedener Regionen der Erde belegt die Bandbreite: Die Speisepläne variieren von fast ausschließlich tierischer bis hin zu rein pflanzlicher Kost. Während beispielsweise die noch wenigen ursprünglich lebenden Inuit der nördlichen Polarregionen hauptsächlich auf Fischfang und Jagd eingestellt sind, überwiegt bei Naturvölkern tropischer Regionen pflanzliche Nahrung. Dies macht deutlich, daß vor allem das Nahrungsmittelangebot für die Nahrungsmittelauswahl bestimmend ist. Diesem Angebot paßte sich der Mensch über Jahrmillionen hinweg an.

1. Urzeit

Vor etwa *60 Millionen Jahren* lebten die ältesten Vorfahren der Primaten und damit auch des Menschen. Diese eichhörnchengroßen, spitzmausartigen Säugetiere ernährten sich hauptsächlich von Insekten.

Vor etwa *50 Millionen Jahren* begannen einige Primaten, anstatt Insekten überwiegend Früchte zu verzehren. Nachfolgende Primaten lebten auf Bäumen und verzehrten neben Früchten auch Blätter. Auf der Nahrung vorhandene Insekten wurden meist mitgegessen und stellten so einen geringen Anteil tierischer Nahrung dar.

Vor etwa *4–5 Millionen Jahren* begannen die ersten Primaten, die Bäume zu verlassen, um sich mit aufrechtem Gang die Steppen Afrikas als Lebensraum zu erschließen. Der *Australopithecus* („Süd-Affe", benannt nach den ersten Fossilienfunden in Südafrika) bevölkerte als später Vorfahre des Menschen über einen Zeitraum von etwa 3 Millionen Jahren die Savanne. Die Nahrung der Australopithecinen bestand hauptsächlich aus pflanzlicher Kost: Früchte, Blätter, Samen und Wurzeln. Der Anteil tierischer Nahrungsmittel nahm in dieser Zeit etwas zu. Es ist unklar, ob die zumeist verzehrten Kleinstlebewesen aus der Jagd stammten oder ob Tierkadaver verzehrt wurden.

Vor etwa *2,5 Millionen Jahren* tauchte dann schließlich der erste Vertreter der eigentlichen Gattung Mensch auf: der *Homo rudolfensis*. Gemeinsam mit dem vor etwa *2 Millionen Jahren* erscheinenden *Homo habilis* („befähigter Mensch") war diesen Hominiden der gezielte Gebrauch von Steinwerkzeugen. Damit konnten Kadaver zerlegt und somit neue Nahrungsquellen gezielt erschlossen werden, so daß der Fleischverzehr in dieser Zeit deutlich zunahm.

Vor etwa *1,8 Millionen Jahren* tat der frühe Mensch einen weiteren gewichtigen evolutionären Schritt: Der *Homo erectus* („aufrecht gehender Mensch") bändigte das Feuer und konnte somit erstmals das bisher roh verzehrte Fleisch von Beutetieren bekömmlicher machen. Pflanzliche Nahrung bildete jedoch auch beim nachfolgenden *Homo sapiens* (vor etwa *400 000 Jahren*) den Mittelpunkt der Ernährung, denn sie war viel einfacher und risikoloser zu beschaffen. Diese Epoche der „Jäger und Sammler" müßte also korrekterweise als Zeit der „Sammler und Jäger" bezeichnet werden. Auch heute noch ist die Nahrung von in subtropischen und tropischen Regionen lebenden Sammler-und-Jäger-Kulturen zu 60 bis 80 % pflanzlichen Ursprungs.

Die Ernährungsformen, die sich in der bisher beschriebenen Zeitspanne entwickelt haben, werden als *Naturnahrung* (oder Urnahrung) des Menschen bezeichnet.

2. Ackerbau und Viehzucht

Vor rund *10 000 Jahren* begann der Mensch mit dem systematischen Anbau von Nahrungspflanzen. Diese Entwicklung zum Ackerbauzeitalter (Neolithische Revolution) zeichnete sich in den Jahrtausenden zuvor ab, denn der Mensch sammelte bereits intensiv Getreide und andere stärkehaltige Nahrungspflanzen. Weiterhin machten pflanzliche Nahrungsmittel mit bis zu 90 % den Hauptanteil der Kost aus.

Vor etwa *6500 bis 4000 Jahren* (Jungsteinzeit) stieg nach weiteren rund 200 Generationen der Anteil tierischer Nahrungsmittel in der Ernährung wieder etwas an. Ermöglicht wurde dies durch die Domestikation von Wildtieren zu Haus- und Nutztieren, insbesondere Schafe, Ziegen, Schweine und Rinder.

Die in dieser Phase der menschlichen Entwicklungsgeschichte praktizierte Ernährungsform wird als *Kulturnahrung* bezeichnet.

3. Industrialisierung der Lebensmittel

Eine drastische Veränderung erfuhren die Ernährungsgewohnheiten des Menschen mit der beginnenden Industrialisierung vor etwa *200 Jahren* (Industrielle Revolution). Mit der industriellen Herstellung vieler Gebrauchsgüter ging auch die Industrialisierung der Nahrungsmittel einher. Durch die Massenproduktion von Lebensmitteln, die Anwendung von Erkenntnissen aus der Chemie und durch moderne Konservierungsmethoden konnten Nahrungsmittel immer billiger erzeugt werden. Hinzu kamen die verbesserten Transportmöglichkeiten, die die Versorgung der rasch wachsenden städtischen Bevölkerung mit Lebensmitteln ermöglichten.

Allerdings trat so in einem erdgeschichtlich bedeutungslosen Zeitraum an die Stelle einer weitgehend naturbelassenen und überwiegend pflanzlichen – d.h. kohlenhydrat- und ballaststoffreichen Nahrung – eine stark verarbeitete, energiedichte, fettreiche – aber ballaststoffarme – Kost. Tierische Nahrungsmittel wurden aufgrund der günstigen Preise verstärkt nachgefragt, insbesondere von der rasch wachsenden Arbeiterschicht.

Mit der Änderung der Ernährungsweise gingen arbeitsbedingt eine drastische Verringerung der körperlichen Aktivität und die Veränderung weiterer Lebensumstände einher. Viele der sogenannten Entwicklungs- und Schwellenländer, die in diese Phase der Industrialisierung etwa ein Jahrhundert zeitverzögert zu den westlichen Industrienationen eintraten, wurden und werden ebenfalls mit diesen weitreichenden Veränderungen der Ernährungsgewohnheiten konfrontiert.

Aus der Industriellen Revolution ergibt sich eine Ernährungsweise, die als *Zivilisationsnahrung* bezeichnet wird.

4. Die artgerechte Ernährung des Menschen

Zusammenfassend läßt die Beobachtung der Entwicklungsgeschichte der Ernährung des Menschen die Folgerung zu, daß der Mensch wie auch seine Vorfahren als *Omnivoren* (Allesesser) eingestuft werden kann, allerdings mit klarer Betonung auf pflanzlicher Nahrung. Eine rein vegetarische Ernährung liegt nicht in der Natur des Menschen begründet, sondern ist eine Erscheinung seiner Kultur. Offensichtlich hatte weder eine rein vegetarische noch eine ausschließlich aus tierischen Nahrungsmitteln bestehende Kost während allen Phasen der menschlichen Evolution einen arterhaltenden oder auslesefördernden Charakter. Der tierische Anteil der Nahrung setzte sich allerdings erst zu Zeiten der Sammler und Jäger vermehrt aus Fleisch von Säugetieren zusammen. Vorher bestand der tierische Kostanteil überwiegend aus Insekten, Echsen und anderen Kleinlebewesen anstatt aus Muskelfleisch.

Die über viele Jahrmillionen Menschheitsgeschichte hinweg deutliche Präferenz pflanzlicher Kost zeigt sich auch heute noch an *anatomischen und physiologischen Merkmalen* des Menschen, die sich kaum von denen unterscheiden, die beim ersten Auftreten der Gattung Homo vorlagen.

Die Proportionen zwischen Magen, Dünn- und Dickdarm sowie die Größe der einzelnen Verdauungsabschnitte erlauben beispielsweise Rückschlüsse auf eine gemischte, aber überwiegend pflanzliche Kost. Nimmt bei reinen Fleischfressern, wie etwa der Katze, der Magen bereits rund 70 % vom Volumen des gesamten Verdauungstraktes ein, haben bei reinen (nicht-wiederkäuenden) Pflanzenfressern Blind- und Dickdarm ein sehr großes Volumen. Beim Menschen stellt der Dünndarm mit etwa 60 % des Volumens den größten Teil des Verdauungstrakts dar, was auf eine Stellung zwischen reinen Carnivoren (Fleischfressern) und reinen Herbivoren (Pflanzenfressern) hindeutet.

Auch die Art der Zähne der menschlichen Vorfahren belegen einen überwiegenden Verzehr pflanzlicher Kost. Abnutzungsspuren auf den Mahlzähnen von Australopithecinen entstanden wahrscheinlich durch das intensive Kauen von Pflanzen, während Reißzähne praktisch fehlen. Weitere Merkmale sind die Schluck- und Kaubewegungen des Menschen (kein Hinunterschlingen der Nahrung wie bei Raubtieren), seine Schweißdrüsen und das Vorkommen stärkeabbauender Enzyme im Speichel – typische Charakteristika von Herbivoren, die Carnivoren fehlen.

Ein wichtiges physiologisches Merkmal, das auf überwiegend pflanzliche Nahrungsquellen unserer Vorfahren hindeutet, ist die Unfähigkeit des Menschen (wie auch der anderen Primaten), Vitamin C zu synthetisieren. Offensichtlich war diese Fähigkeit bei dem überreichlichen Angebot an Früchten und Blättern auch nicht notwendig. Carnivoren hingegen sind mit den entsprechenden Enzymsystemen ausgestattet.

Diese und weitere Unterschiede verdeutlicht eine Gegenüberstellung der anatomischen und physiologischen Gegebenheiten (Tab. 5).

Tab. 5: Anatomische und physiologische Unterschiede bei Pflanzenfressern und Fleischfressern (nach *v. Koerber et al.*, 2004, S. 20)

Merkmal	Pflanzenfresser (Herbivoren)	Fleischfresser (Carnivoren)
Maulöffnung	klein, Hautfalten bzw. Backentaschen	weit, z. T. bis zum Kiefergelenk
Kaubewegung des Unterkiefers	senkrecht und waagrecht	senkrecht
Zähne	schneiden und mahlen	reißen und festhalten
Zunge	muskulös, kräftig, rauh	dünn
Speichelsekretion	viel	wenig
pH-Wert	alkalisch	sauer
Speichelenzyme	Amylase, Ptyalin	keine
Gärmagen	teilweise mehrfache	keiner
Magensäuresekretion	schwach	stark
Nahrungsverweildauer im Magen	lang	kurz
Darmoberfläche	Zotten	glatt
Dickdarmmuskeln	Tänien, Haustren	glatt
Unverdauliches	bakterieller Abbau von Cellulose	Auflösung von Haaren, Knorpel und Knochen
Verhältnis von Darm und Körperlänge	groß	klein

Zusammenfassend kann eine *überwiegend pflanzliche Ernährung als artgerechte Ernährung des Menschen* bezeichnet werden. Die Ausgestaltung dieser artgerechten Ernährung hängt
wiederum von der jeweiligen Lebensregion ab und kann ver-
schieden große Anteile pflanzlicher und tierischer Nahrung
enthalten, da der Mensch zur Erhöhung der Nahrungssicher-
heit, insbesondere in Extremsituationen, auf ein sehr breites
Spektrum an Nahrungsmitteln zurückgreift. Bevor er hungert
oder verhungert, verzehrt der Mensch alles für ihn Eßbare,
wobei dies wiederum nicht für jedes Individuum zutrifft.

Bei allen Lebewesen bestimmt das über Jahrmillionen hinweg vorhandene konstante Nahrungsangebot die genetische
Grundlage, die für die Verwertung und Verstoffwechselung

der Nahrung verantwortlich ist. Vollständige evolutionsbedingte genetische Anpassungen benötigen sehr lange Zeiträume. Diese Bedingung war mehrere Millionen Jahre lang erfüllt, bis etwa zum Ende der Sammler-und-Jäger-Zeit. Seit der anschließenden rund 10 000 Jahre des Ackerbauzeitalters war nicht genügend Zeit für eine *vollständige* genetische Anpassung an das veränderte Nahrungsangebot.

Beispiele für *unvollständige* Anpassungen sind die Milchzuckerunverträglichkeit (Laktose-Intoleranz) und die Getreideprotein-Unverträglichkeit (z. B. gegen Gluten).

Der Säugling, der ursprünglich ausschließlich mit Muttermilch ernährt wurde, kann das zur Spaltung des Milchzuckers notwendige Enzym Laktase bilden, wohingegen der Erwachsene diese Fähigkeit teilweise verliert. Dieser „Normalzustand", das Fehlen ausreichender Mengen von Laktase, trifft für den überwiegenden Teil der Weltbevölkerung zu. Nicht jedoch beim hellhäutigen Menschentyp, der vor allem in Mittel- und Nordeuropa lebt: Hier besteht die Fähigkeit, genügend Laktase zu bilden, auch im Erwachsenenalter fort. Ein Erklärungsansatz geht davon aus, daß der ursprünglich dunkelhäutige Mensch – Ostafrika gilt als die Wiege der Menschheit – in sonnenärmeren Regionen des Nordens seine Vitamin-D-Eigensynthese nur durch Aufhellung der Haut verbessern konnte. Dies ist wiederum für die Kalziumresorption von Bedeutung. Die zusätzliche Fähigkeit, Laktose zu verwerten und somit die Kalziumaufnahme zu verbessern, versetzte den Menschen in die Lage, Kalziummangel-Krankheiten wie Rachitis und Osteomalazie vorzubeugen.

Bestand die pflanzliche Nahrung während der Sammler-und-Jäger-Zeit hauptsächlich aus Nüssen, Samen, Früchten und Wurzeln, wurden mit Hilfe des Ackerbaus vornehmlich stärkehaltige Pflanzen kultiviert, beispielsweise die überwiegend zu den Gräsern zählenden Getreidesorten. Die Auswahl beschränkte sich auf nur noch wenige Arten, an die sich der Mensch nicht vollständig anpassen konnte. Diese unvollständige Anpassung äußert sich heute in der Unfähigkeit einiger Individuen, bestimmte Getreideproteine zu verstoffwechseln.

Dennoch kann die mit dem Beginn des Ackerbau-Zeitalters leicht verschobene Nahrungsmittelauswahl noch als artgerechte Ernährung betrachtet werden, denn weiterhin bestand die Kost überwiegend aus pflanzlichen Nahrungsmitteln.

Die sich in den letzten 200 Jahren und insbesondere seit dem Ende des Zweiten Weltkriegs herausgebildete Zivilisationsnahrung stellt allerdings nur noch teilweise eine artgerechte Ernährung dar. In diesem äußerst kurzen Zeitraum konnte keine wesentliche physiologische Anpassung an diese innerhalb sehr kurzer Zeit entstandene Ernährungsweise erfolgen.

Die heute typischen „Zivilisationskrankheiten" lassen sich vor diesem Hintergrund als Überlastung der menschlichen Regulationssysteme interpretieren. Die starke, entwicklungsgeschichtlich plötzliche Abweichung von der Norm kann nicht mehr kompensiert werden. Ernährungsabhängige Erkrankungen stellen seit Jahren die Haupttodesursachen in den Industrienationen dar. Der menschliche Körper kommt nicht mit dem drastisch veränderten Nahrungsmittelmuster zurecht, welches für die heutige Ernährungsweise kennzeichnend ist.

In den letzten 100 Jahren haben die körperliche Aktivität und damit der Energiebedarf des Durchschnittsmenschen stark abgenommen. Dennoch hat sich die Nahrungsenergiezufuhr kaum verändert, und Überernährung ist heute das größte Ernährungsproblem in den Industrienationen.

Es ist absurd, daß der Mensch trotz eines in seiner Entwicklungsgeschichte bisher einmalig breiten Nahrungsangebots sich besser als je zuvor ernähren könnte, dennoch aber zunehmend an den Folgen von Fehlernährung leidet.

VI. Vegetarisch geprägte alternative Ernährungsformen

*„Wahre menschliche Kultur gibt es erst,
wenn nicht nur die Menschenfresserei,
sondern jeder Fleischgenuß
als Kannibalismus gilt."*
Wilhelm Busch
(Dichter, Deutschland, 1832–1908)

Neben dem Vegetarismus, der von seinen Anhängern als eigenständige Kostform in unterschiedlichen Facetten und Varianten praktiziert wird, gibt es zahlreiche weitere alternative Ernährungsformen, die von vegetarischen Elementen geprägt sind. Diese dürfen nicht mit kurzfristigen Ernährungskuren (z. B. Schroth-Kur, Mayr-Kur) oder Reduktionsdiäten (z. B. Psycho-Diät, Brigitte-Diät) verwechselt werden, die meist eine Reduzierung des Körpergewichts oder andere spezielle Wirkungen wie beispielsweise eine Darmsanierung zum Ziel haben. Alternative Ernährungsformen sind langfristig praktizierbare Kostformen, die einem bestimmten Konzept folgen und von der bei uns heute üblichen Ernährungsweise abweichen.

Nicht alle dieser Kostformen sind vegetarisch, wenngleich alle überwiegend aus pflanzlichen Nahrungsmitteln bestehen. Darüber hinaus weisen alternative Ernährungsformen viele weitere Gemeinsamkeiten auf. Anhänger dieser Kostformen legen großen Wert auf die Qualität der Lebensmittel, die maßgeblich durch Anbau (ökologische Landwirtschaft), Verarbeitung (so werterhaltend wie möglich), Auswahl (regionale und saisonale Produkte) und Zubereitung (möglichst schonend) der Lebensmittel bestimmt wird. Ein weiteres Merkmal vieler alternativer Kostformen ist eine holistische Orientierung. Sie verfolgen demnach nicht nur gesundheitliche Ziele, sondern schließen auch weitergehende Aspekte wie persönliche Bewußtseinsentwicklung, Erhaltung der Umwelt oder soziale Gerechtigkeit in ihre Betrachtungsweise mit ein.

Eine größer werdende Anhängerschaft rückte die alternativen Kostformen in den vergangenen Jahren ins öffentliche wie auch ins wissenschaftliche Interesse. Während Menschen, die sich „alternativ" ernähren, früher mit den gleichen Vorurteilen zu kämpfen hatten wie Vegetarier, hat sich das Blatt mittlerweile gewendet. Der Vegetarismus ist heute weitestgehend gesellschaftlich akzeptiert und wird nicht länger als „Spinnerei" und „Sektierertum" abgetan. Wissenschaftliche Untersuchungen belegen eindrucksvoll, daß eine vegetarische Ernährung zahlreiche gesundheitliche Vorteile mit sich bringen kann.

Neben der vegetarischen Ernährung tauchen auch andere alternative Ernährungsformen zunehmend in der Berichterstattung der Medien auf und werden mittlerweile in einigen therapeutischen Einrichtungen wie Krankenhäusern und Kurkliniken verordnet und angewendet. Keine der sonstigen alternativen Ernährungsweisen weist eine ähnlich hohe Verbreitung auf wie die vegetarische Ernährung. Einige dieser Kostformen, wie beispielsweise die Haysche Trennkost und die Vollwert-Ernährung, haben einen hohen Bekanntheitsgrad, wenngleich mangels Datenmaterial keine genauen Angaben darüber gemacht werden können, wie viele Menschen eine solche Ernährungsweise praktizieren. Eine Studie der Universität Gießen im Jahre 2005 ermittelte 11 bis 15 Millionen Anhänger alternativer Kostformen in Deutschland, Tendenz steigend.

Über die Ursache dieses zunehmenden Interesses an Alternativen Ernährungsformen können lediglich Vermutungen angestellt werden. Zu den Gründen zählt ohne Zweifel ein steigendes Gesundheitsbewußtsein in der Bevölkerung, das nicht zuletzt durch immer weitere Lebensmittelskandale gefördert wird. Aber auch die aktuelle Diskussion um die begrenzte Belastbarkeit unserer Gesundheitssysteme, die Suche nach anderen Wegen in der Vorbeugung und Behandlung von Krankheiten sowie eine neue Sichtweise der Beziehung zwischen Mensch, Tier, Natur und Umwelt dürfte zu dieser Entwicklung beitragen.

Diesem Umstand trägt auch die Wissenschaft Rechnung. So liegen mittlerweile viele hundert Studien zu verschiedenen Aspekten der vegetarischen Ernährung vor. Andere alternative Ernährungsformen waren bisher selten Gegenstand wissenschaftlicher Untersuchungen. Das steigende Bedürfnis nach sachgerechter und objektiver Information seitens der Bevölkerung sollte Universitäten und andere wissenschaftliche Institutionen dazu motivieren, sich vorurteilsfrei mit alternativen Kostformen auseinanderzusetzen, um diese aus ernährungsphysiologischer Sicht zu bewerten.

Alternative Ernährungsformen können nach den Anfängen ihrer Entstehungsgeschichte in drei Gruppen eingeteilt werden:
- Altasiatische Kulturen und Antike,
- Erste Hälfte des 20. Jahrhunderts,
- Zweite Hälfte des 20. Jahrhunderts.

1. Altasiatische Kulturen und Antike

Die Kostformen der ersten Gruppe entstanden teilweise vor mehreren Jahrtausenden, zumeist als integraler Bestandteil ganzheitlicher Heil- und Gesundheitssysteme. Oft sind sie mit einer religiösen Philosophie verbunden und berufen sich auf entsprechend alte Erfahrungswerte aus der Natur. Zu dieser Gruppe zählen neben der im antiken Griechenland begründeten vegetarischen Ernährung:
- die Ernährung im Ayurveda,
- die Ernährung in der Traditionellen Chinesischen Medizin,
- die makrobiotische Ernährung,
- die Mazdaznan-Ernährung.

Diese Kostformen spiegeln den Einfluß wider, den asiatisches oder antikes Gedankengut auf den modernen Menschen ausübt: ein kontinuierlicher Bewußtseinswandel, die Suche nach Sinn, Verantwortung und Lebensqualität, die nicht in ökonomischen Kategorien gemessen werden kann, sowie die Rückbesinnung auf Spiritualität und Religion. All diese Elemente sind wichtiger Bestandteil der genannten Ernährungsweisen.

Während die Ernährung im Ayurveda, die Ernährung in der Traditionellen Chinesischen Medizin (TCM) und die makrobiotische Ernährung in ihrer Nahrungsmittelauswahl zwar überwiegend lakto-vegetabil ausgerichtet sind, jedoch in geringen Mengen Fleisch und Fisch beinhalten können, stellt die *Mazdaznan-Ernährung* (gesprochen: „Masdasnan") eine vegetarische Ernährungsform dar.

2. Erste Hälfte des 20. Jahrhunderts

In der zweiten Gruppe alternativer Kostformen finden sich Ernährungsweisen, die im Zuge der Reformbewegung vor etwa 150 Jahren in Mitteleuropa und den USA entstanden sind. Hierzu zählen:

- die Anthroposophisch orientierte Ernährung,
- die Waerland-Kost,
- die Haysche Trennkost,
- die Evers-Diät.

Mit der Zunahme der Industrialisierung gegen Mitte des 19. Jahrhunderts wurden die Menschen mit weitreichenden Veränderungen konfrontiert. Die über Jahrtausende hinweg agrarische Gesellschaftsstruktur verwandelte sich rasch in eine urbane. Der riesige Bedarf der wachsenden Fabriken an Arbeitskräften zog einen großen Teil der Landbevölkerung mit der Aussicht auf ein besseres Leben in die Städte, wo bald Arbeitersiedlungen bzw. -ghettos entstanden. Viele Familien lebten unter unzureichenden hygienischen und wohnlichen Bedingungen. Die Trennung von Wohn- und Arbeitsstätte war für die Menschen etwas völlig Neues und hatte neben der Zerstörung der traditionellen Familienstruktur auch weitreichende Auswirkungen auf das Ernährungsverhalten. Die bäuerliche Eßkultur wurde durch die normierte Massenverpflegung in Betriebskantinen ersetzt, ermöglicht durch eine ebenfalls neu entstandene Ernährungsindustrie, die sich verbesserte Transport-, Lager- und Konservierungsmethoden zunutze machte. Allerdings führte dies zu immer stärker verarbeiteten Nahrungsmitteln. Die Ernährung veränderte sich von einer pflanzlich orientierten zu einer Kost mit einem hohen

Anteil tierischer Produkte. Kohlenhydrat- und ballaststoffreiche Lebensmittel wurden durch fettreiche Nahrungsmittel und Auszugsprodukte verdrängt. Diese Änderungen erweisen sich bis heute als ungünstig für den Gesundheitszustand der Bevölkerung in den Industrieländern.

Die aus vielen Einzelbewegungen zusammengesetzte *Lebensreform-Bewegung* wollte mit der Devise „Zurück zur Natur" ein Gegengewicht zur Industrialisierung schaffen und die Menschen zum Umdenken bewegen. Vegetarische Ernährung und neu entstandene alternative Ernährungsformen fanden starken Zuspruch. Deren Begründer waren oft selbst von Erkrankungen betroffen, welche durch die veränderten Ernährungsgewohnheiten mitverursacht waren. Die teilweise radikalen Umstellungen der Ernährungs-(und Lebens-)weise führten bei den Gründern dieser Ernährungsformen zu Linderung oder gar Heilung und waren somit Ausgangsbasis neuer bzw. alternativer Ernährungskonzepte.

Während die Anthroposophische Ernährungslehre und die Haysche Trennkost überwiegend lakto-vegetabil orientiert sind, stellen die Waerland-*Kost* und die Evers-Diät vegetarische Ernährungsformen dar.

3. Zweite Hälfte des 20. Jahrhunderts

In der dritten Gruppe finden sich alternative Ernährungsformen, die ab den 1950er Jahren entstanden sind. Die Wurzeln liegen oftmals in der Lebensreform-Bewegung. Es handelt sich um:

- die Schnitzer-Kost,
- die vitalstoffreiche Vollwertkost,
- die Vollwert-Ernährung,
- die Rohkost-Ernährung,
- Fit for Life.

Die vitalstoffreiche Vollwertkost und die Vollwert-Ernährung sind überwiegend lakto-vegetabil orientiert. Die meisten Formen der Rohkost-Ernährung, Fit for Life sowie die Schnitzer-Kost sind vegetarische Ernährungsformen.

Unter dem Begriff *Rohkost-Ernährung* können viele Kostformen zusammengefaßt werden, die sich in ihrer Nahrungsmittelauswahl und praktischen Ausgestaltung teilweise deutlich unterscheiden. Gemeinsames Merkmal ist der hohe Anteil *unerhitzter Frischkost*, dessen Spannbreite sich bei moderaten Formen von 70 % der Nahrungsmittel bis hin zu ausschließlicher Ernährung mit rohen Lebensmitteln bewegt. Zudem sind die meisten Formen der Rohkost-Ernährung aufgrund ihres Meidens von tierischen Nahrungsmitteln vegan ausgerichtet. Oftmals ist auch das Fasten ergänzender Bestandteil der Kostform.

VII. Ernährungsphysiologische Bewertung des Vegetarismus

„In der Wissenschaft gibt es keine Demokratie."
Claus Leitzmann

Es ist mittlerweile unbestritten, daß Ernährung und Gesundheitsstatus direkt voneinander abhängen. Eine ausgewogene und bedarfsgerechte Ernährung nimmt nicht nur in therapeutischer Hinsicht, sondern vor allem auch aus prophylaktischen Gründen einen überragenden Stellenwert im Rahmen einer gesunden Lebensführung ein. Eine solche Ernährung muß sich in erster Linie an den physiologischen Bedürfnissen des Menschen orientieren, das heißt, sie muß Nahrungsenergie und alle essentiellen Nährstoffe wie Proteine, Kohlenhydrate, Fette, Vitamine und Mineralstoffe in ausreichendem Maße zur Verfügung stellen. Darüber hinaus sollte sie reich sein an weiteren gesundheitsfördernden Inhaltsstoffen, wie Bioaktiven Substanzen (Kap. VIII. 3.4), und möglichst wenig Fremd- und Schadstoffe sowie andere für die Gesundheit nachteilige Nahrungsinhaltsstoffe (z. B. Cholesterin, Purine) enthalten.

Wissenschaftliche Untersuchungen haben gezeigt, daß gerade eine vegetarische Ernährung besonders geeignet sein kann, diese Bedingungen zu erfüllen. Um Nutzen und etwaige Risiken einer vegetarischen Lebensweise objektiv beurteilen zu können, ist ein Kriterienkatalog hilfreich. Anhand dieses Kataloges muß aus ernährungsphysiologischer und medizinischer Sicht geprüft werden, ob und in welchem Umfang eine vegetarische Ernährung die folgenden Aspekte erfüllt:

- Sicherstellung der Nährstoffversorgung,
- Erhaltung bzw. Verbesserung der Gesundheit,
- Vermeidung unerwünschter Nebeneffekte,
- Eignung für alle Lebensphasen und Bevölkerungsgruppen,
- Vorteile (bzw. keine Nachteile) in ihren Auswirkungen auf Gesundheit und Wohlbefinden gegenüber anderen Kostformen.

Dieser Kriterienkatalog kann auch bei der Bewertung jeder anderen Kostform herangezogen werden. Weitergehende Betrachtungen wie beispielsweise soziale, ethische, ökologische, ökonomische und politische Aspekte sind zwar hinsichtlich der Gesamtbeurteilung einer Ernährungsform von Bedeutung, sollen jedoch im Rahmen einer ernährungsphysiologischen und medizinischen Betrachtung eine untergeordnete Rolle spielen.

1. Empfehlungen für die Nährstoffzufuhr – Aussagewert und individueller Nutzen

Wichtigste Grundlage für die Überprüfung der Frage, ob eine vegetarische Ernährung dazu geeignet ist, die Nährstoffversorgung sicherzustellen, ist der *Nährstoffbedarf* des Menschen. Unter dem Nährstoffbedarf versteht man diejenige Menge eines Nährstoffes, die aus objektivierbaren, naturwissenschaftlichen Gründen für die Aufrechterhaltung aller Körperfunktionen des Organismus und somit für optimale Gesundheit und Leistungsfähigkeit benötigt wird (*Elmadfa/Leitzmann,* 2004, *DGE et al.* 2000).

Die WHO (Weltgesundheitsorganisation) definiert Gesundheit als „Zustand vollständigen körperlichen, geistigen und sozialen Wohlbefindens und nicht nur das Freisein von Erkrankungen und Gebrechen". Diese Definition beinhaltet, daß Gesundheit nicht absolut quantifiziert werden und somit auch nicht als objektive Meßgröße dienen kann. Außerdem ist der von der WHO angestrebte Optimalzustand nicht nur von der Nährstoffversorgung abhängig und für die meisten Menschen auch nur sehr schwierig oder gar nicht erreichbar.

Die Aufrechterhaltung der Körperfunktionen des Organismus hingegen ist mit Hilfe unterschiedlicher naturwissenschaftlicher Untersuchungsmethoden (biochemische, immunologische und physiologische) überprüf- und meßbar.

Der Nährstoffbedarf des Menschen setzt sich zusammen aus dem *Grundbedarf* und dem *Mehrbedarf.* Der Grundbedarf ist die niedrigste Zufuhr eines Nährstoffes, die zur Vermeidung von Mangelerscheinungen notwendig ist. Diese Mangelerscheinungen können durch klinische Merkmale und Symptome sowie biochemische und physiologische Meßgrößen nachgewiesen werden. Der Mehrbedarf stellt eine Steigerung des Grundbedarfs dar, die sich unter bestimmten physiologischen Bedingungen (beispielsweise Wachstum, Schwangerschaft, Laktation) sowie der Wirkung von Umwelteinflüssen (Erkrankungen, Streß, körperliche Aktivität usw.) und Interaktionen zwischen anderen Nahrungsbestandteilen und Nährstoffen einstellt. Insbesondere der Grundbedarf ist für einzelne Individuen nur sehr schwer zu bestimmen, denn er weist erhebliche Streuweiten auf und ist von vielen Bestimmungsfaktoren abhängig (Tab. 6).

Mögliche Methoden sind beispielsweise Nährstoffbilanzstudien und biochemische Untersuchungen.

Tab. 6: Bestimmungsfaktoren des Nährstoffbedarfs

Geschlecht	Alter
Größe	Körpergewicht
körperliche Aktivität	Streß
physiologischer Status	Gesundheitsstatus
genetische Disposition	Aufnahme von Fremdstoffen/Pharmaka
Ernährungsgewohnheiten	weitere Umweltfaktoren (Klima usw.)

Noch schwieriger, als den Nährstoffbedarf einzelner Personen zu bewerten, ist der Vergleich des Nährstoffbedarfs verschiedener Individuen. Um überhaupt Aussagen zum Bedarf größerer Bevölkerungsgruppen machen zu können, ist es notwendig, Personen mit ähnlichen Merkmalen wie Geschlecht und Alter zusammenzufassen. Innerhalb dieser Gruppen ist der Nährstoffbedarf normalverteilt. Ausgehend von dieser Normalverteilung, entwickeln nationale und internationale Fachgremien schließlich Referenzwerte für die Nährstoffzufuhr. Diese Werte sollen gewährleisten, daß theoretisch nahezu alle Personen einer Bevölkerung bei Befolgung dieser Empfehlungen, Schätz- und Richtwerte ausreichend mit den entsprechenden Nährstoffen versorgt sind.

Die Referenzwerte sind nicht mit dem tatsächlichen Nährstoffbedarf identisch, sondern liegen höher. Würde der durchschnittliche Bedarf einer Bevölkerung als Grundlage der Nährstoffempfehlung herangezogen, ergäbe sich nur für die Hälfte der Bevölkerung eine ausreichende Versorgung, denn der Bedarf der anderen Bevölkerungshälfte liegt oberhalb des durchschnittlichen Bedarfs. Aus diesem Grunde werden entsprechende *Sicherheitszuschläge* (statistisch zwei Standardabweichungen) hinzuaddiert, um die überwiegende Mehrheit der Bevölkerung (97,5 %) ausreichend mit den jeweiligen Nährstoffen zu versorgen. Weitere Sicherheitszuschläge kommen hinzu, um beispielsweise den teilweise ungenügenden wissenschaftlichen Kenntnisstand bezüglich des tatsächlichen Bedarfes bestimmter Nährstoffe auszugleichen.

Referenzwerte haben demnach nur einen begrenzten Aussagewert für einzelne Personen und sind in erster Linie als Orientierung zu verstehen.

2. Lebensmittelverzehr

Zur Ermittlung der Nährstoffversorgung einzelner Personen bzw. von Bevölkerungsgruppen können verschiedene Methoden herangezogen werden, die sich in Anwendbarkeit, Genauigkeit und Aussagekraft teilweise erheblich unterscheiden. Diese Methoden können in zwei Hauptgruppen eingeteilt werden: Untersuchungen zum Ernährungsstatus und Ernährungserhebungen.

Die Erfassung des *Ernährungsstatus* basiert auf der direkten Messung von Nährstoffparametern anhand anthropometrischer, klinisch-biochemischer, immunologischer und leistungsphysiologischer Kenngrößen. Diese Untersuchungen sind in der Lage, ein relativ genaues Bild über die Nährstoffversorgung der Probanden abzugeben, haben allerdings den Nachteil, daß sie sehr aufwendig und teilweise auch sehr kostspielig sind. Bevorzugte Methode ist die Untersuchung eines Nährstoffs in einem bestimmten Stoffwechselweg, beispielsweise durch die Aktivitätsmessung von Enzymen, die bestimmte Vitamine als Coenzyme benötigen.

Ernährungserhebungen haben im Vergleich zu Untersuchungen des Ernährungsstatus den Vorteil, daß sie relativ einfach und kostengünstig durchzuführen sind. Allerdings liefern sie keine Angaben über die tatsächliche Versorgungssituation, sondern erlauben lediglich den Vergleich zwischen empfohlener und tatsächlich aufgenommener Nährstoffmenge. Erhebungen des Lebensmittelverzehrs können auf *indirekte* oder *direkte* Art durchgeführt werden. Allen Methoden gemeinsam ist, daß die ermittelte Lebensmittel- bzw. die daraus abgeleitete Nährstoffaufnahme (Ist-Werte) mit den empfohlenen Richtwerten (Soll-Werte) verglichen wird. Je größer die Übereinstimmung zwischen Ist- und Soll-Werten ist, um so besser entspricht die untersuchte Ernährungsweise den physiologischen Erfordernissen.

Die Zuverlässigkeit der Ergebnisse von Ernährungserhebungen hängt sehr stark von der Kooperationsbereitschaft und Zuverlässigkeit der Probanden ab, denn viele der Erhebungsmethoden basieren auf Aufzeichnungen und/oder dem Erinnerungsvermögen der Untersuchungspersonen. Bei der Wiegemethode beispielsweise sollen während eines bestimmten Zeitraums sämtliche Nahrungsmittel vor dem Verzehr abgewogen werden, teilweise sogar vor und nach der Zubereitung. Angesichts dieser zeitintensiven und teilweise als lästig empfundenen Methode beginnen manche Probanden, die Nahrungsmengen nur noch abzuschätzen, anstatt sie zu wiegen, oder ändern gar während des Untersuchungszeitraums ihr Ernährungsverhalten, indem sie weniger bzw. seltener essen, um das Wiegen und Aufzeichnen zu erleichtern.

Doch selbst bei korrekter Erfassung des Lebensmittelverzehrs wird die sich aus dem Verzehr ergebende Nährstoffaufnahme anhand von Nährwerttabellen berechnet. Je nach verwendetem Tabellenwerk und dessen Aktualität können sich beträchtliche Unterschiede hinsichtlich des angegebenen Nährstoffgehalts verschiedener Lebensmittel ergeben. Verbesserte Analysemethoden sowie die Berücksichtigung von Sortenauswahl, Klima, Standort und anderen Umwelteinflüssen liefern heute teilweise erheblich andere Meßwerte als in den Tabellen angegeben, insbesondere bei Vitaminen und Mineralstoffen. Außerdem sind die Nährstoffgehalte eines Lebensmittels nicht standardisierbar, so daß Nährwerttabellen immer nur Durchschnittswerte liefern können.

Weitere Schwankungen hinsichtlich der tatsächlich aufgenommenen Nährstoffe ergeben sich aus Lagerungs- und Transportverlusten, den Zubereitungsmethoden sowie der Anwesenheit von resorptionsfördernden bzw. -hemmenden Begleitstoffen in der Kost.

3. Versorgung mit Nahrungsenergie und Nährstoffen bei vegetarischer Ernährung

Nach dem derzeitigen Erkenntnisstand der ernährungswissenschaftlichen Forschung wird zur optimalen Nährstoffversorgung sowie zur Prävention ernährungsabhängiger Erkrankungen folgende Lebensmittelauswahl empfohlen:

- erhöhter Verzehr pflanzlicher Lebensmittel,
- verminderter Verzehr tierischer Lebensmittel,
- erhöhter Verzehr von Vollkornprodukten,
- verminderter Verzehr von Auszugsmehlprodukten und raffinierten Produkten (z. B. weißer Zucker),
- geringerer Verzehr von Fett; das verzehrte Fett sollte reich an einfach ungesättigten Fettsäuren sein (pflanzliche Öle),
- verminderter Konsum von Genußmitteln wie Kaffee, Alkohol usw.,
- geringerer Verzehr von geräucherten, gepökelten und scharf gebratenen Lebensmitteln.

Verschiedene wissenschaftliche Untersuchungen haben gezeigt, daß eine günstig zusammengestellte vegetarische Ernährung dazu geeignet ist, diese Empfehlungen zu erfüllen.

Wie sich die Versorgung mit Nahrungsenergie und den einzelnen Nährstoffen bei Vegetariern im Detail darstellt, soll im folgenden aufgezeigt werden.

3.1 Nahrungsenergieversorgung

Die Energie, die der Mensch zur Aufrechterhaltung von Struktur und Körperfunktionen benötigt, nimmt er mit der Nahrung auf. Dieser Energiebedarf setzt sich zusammen aus dem Grundumsatz, dem Leistungsumsatz und der nahrungsinduzierten Thermogenese.

Richtwerte für die Nahrungsenergiezufuhr orientieren sich im Gegensatz zu den Empfehlungen für nichtenergieliefernde Nährstoffe statistisch am mittleren Bedarf für die jeweilige Bevölkerungsgruppe und enthalten keine Sicherheitszuschläge. Das bedeutet, daß mit dieser Energiezufuhr theoretisch die Hälfte des entsprechenden Kollektivs überversorgt wäre, während die empfohlene Nahrungsenergiemenge für die andere Hälfte nicht ausreichend wäre. Auch dies macht deutlich, daß die ausgesprochenen Empfehlungen nur begrenzten Aussagewert für den einzelnen besitzen. Allerdings ist eine Einschätzung der adäquaten Energiezufuhr anders als bei den nichtenergieliefernden Nährstoffen relativ einfach durch die Überprüfung des Körpergewichts möglich.

Die *Nahrungsenergieaufnahme von Vegetariern* überschreitet nur selten die Empfehlungen der nationalen Gremien. Dies hängt zum einen mit dem hohen Ballaststoffgehalt der von Vegetariern verzehrten Lebensmittel zusammen. Ballaststoffreiche Nahrungsmittel weisen eine verminderte Energiedichte auf und sorgen durch ihr Quellvermögen für eine langanhaltende Sättigung. Auch die gesundheitsbewußtere Lebensführung von Vegetariern dürfte hierbei eine Rolle spielen. So treiben vegetarisch lebende Menschen häufiger Sport als Gemischtköstler, rauchen seltener und haben einen geringeren Verbrauch an Genußmitteln wie Kaffee und Alkohol.

Die von Vegetariern praktizierte, im Vergleich zur Durchschnittsbevölkerung geringere Nahrungsenergieaufnahme, die den Zufuhrempfehlungen der Ernährungswissenschaft entspricht, erweist sich insgesamt als günstig im Hinblick auf die Vermeidung von Übergewicht und damit in Zusammenhang stehenden ernährungsabhängigen Erkrankungen.

Bei veganer Ernährung kann die Energieaufnahme zu niedrig sein, denn es werden überwiegend Lebensmittel mit teilweise sehr niedriger Energiedichte verzehrt. Wenn dem Körper keine ausreichende Nahrungsenergie in Form von Kohlenhydraten und Fett zur Verfügung steht, werden Proteine aus der Nahrung und in der Folge Körperproteine zur Energiegewinnung herangezogen. Dennoch sind auch Veganer bei entsprechend breiter Lebensmittelauswahl dazu in der Lage, ihren Nahrungsenergiebedarf zu decken, wenngleich für bestimmte Lebensphasen (z. B. Wachstum, Schwangerschaft) eine vegane Ernährung nur bei guter Sachkenntnis praktiziert werden sollte.

3.2 Nährstoffversorgung

Nährstoffe können in energieliefernde (Hauptnährstoffe) und nicht-energieliefernde Nährstoffe unterteilt werden.

Zur Gruppe der *energieliefernden Nährstoffe* zählen Proteine, Kohlenhydrate und Fette. Unter den *nicht-energieliefernden Nährstoffen* werden Vitamine, Mineralstoffe und Spurenelemente, Ballaststoffe sowie weitere physiologisch bedeutsame Substanzen in Lebensmitteln zusammengefaßt.

Die gegenwärtigen Empfehlungen der *DGE* sehen für die energieliefernden Nährstoffe vor, daß die Proteinzufuhr etwa 10 % der Nahrungsenergie betragen soll, die Fettzufuhr etwa 25–30 % und die Zufuhr an Kohlenhydraten etwa 50–60 % der Nahrungsenergie. Diese Empfehlungen weichen teilweise deutlich von der tatsächlichen Zufuhr ab.

3.2.1 Proteine

Insbesondere die Frage der ausreichenden Proteinversorgung bei vegetarischer Ernährung wurde in der Vergangenheit heftig diskutiert. Mit der Begründung, daß pflanzliche Lebensmittel meist sowohl einen geringeren Proteingehalt als auch eine niedrigere *biologische Wertigkeit* (s. u.) des Proteins als tierische Lebensmittel aufweisen, galt eine vegetarische Kost als ungeeignet, den Proteinbedarf des Menschen zu decken.

Diese These ist seit langem widerlegt, sie wird aber noch heute von einigen Kritikern des Vegetarismus ins Feld geführt.

Im Gegenteil, eine vegetarische Ernährung ist hinsichtlich der Proteinversorgung sehr günstig zu beurteilen, denn die tatsächliche Proteinzufuhr der Gesamtbevölkerung mit durchschnittlich 80 g/Tag ist gegenüber den Empfehlungen der Ernährungswissenschaft meist um das Doppelte erhöht.

Zur Beurteilung der „biologischen Proteinqualität" verschiedener Nahrungsmittel dient die *Biologische Wertigkeit* (BW). Die BW ist ein Maß dafür, in welchem Umfang aufgenommenes Nahrungsprotein (ohne Berücksichtigung der Verdaulichkeit) zur Synthese von Körperprotein herangezogen werden kann. Dabei ist zu berücksichtigen, daß die neun essentiellen Aminosäuren in allen Lebensmitteln enthalten sind, allerdings in unterschiedlichen Anteilen.

Da das Aminosäurenmuster einzelner tierischer Nahrungsmittel dem Aminosäurenbedarf des Menschen näherkommt als das einzelner pflanzlicher Lebensmittel, liegt ihre BW meist höher. Die höchste BW weist mit etwa 94 % Vollei auf (und wird als Referenzmaß meist 100 % gleichgesetzt). Durch die Kombination verschiedener Proteinquellen läßt sich eine Aufwertung der BW erreichen, die dann teilweise deutlich über 100 % beträgt. Günstige Kombinationen sind beispielsweise Getreide und Hülsenfrüchte, Milch und Getreide oder Sojabohnen und Getreide.

Die von der DGE *empfohlene Proteinzufuhr* soll etwa 10 % der Nahrungsenergie bzw. 0,8 g/kg Körpergewicht bei Erwachsenen betragen, was bei einer 65 kg schweren Person etwa 52 g Protein pro Tag bedeutet.

Verschiedene Untersuchungen haben gezeigt, daß die *Proteinversorgung von Vegetariern* meist unter der von Gemischtköstlern liegt. Angesichts der in den Industrienationen üblichen überhöhten Proteinzufuhr von etwa 80 g / Tag ist diese geringere Versorgung dennoch mehr als ausreichend. Dies gilt zumindest bei lakto-(ovo-)vegetarischer Ernährung. Veganer sind bei vielfältiger Nahrungsmittelauswahl ebenfalls meistens ausreichend mit Protein versorgt, wenngleich deren Proteinzufuhr aufmerksam beobachtet werden sollte. Veganer sollten insbesondere auf eine ausreichende Nahrungsenergiezufuhr achten, um zu vermeiden, daß Nahrungsproteine zur Energiegewinnung herangezogen werden.

Aus ernährungsphysiologischen Gründen kann demnach hinsichtlich der Proteinversorgung eine vegetarische Ernährung empfohlen werden.

3.2.2 Kohlenhydrate

Kohlenhydrate kommen in praktisch allen pflanzlichen Nahrungsmitteln vor, in tierischen sind sie dagegen kaum zu finden. Hauptquellen für Kohlenhydrate sind Getreide, Backwaren, Teigwaren, Kartoffeln, Obst und Obstprodukte (Säfte, Marmeladen), Hülsenfrüchte und Gemüse. Eine erhebliche quantitative Bedeutung haben auch Süßwaren.

Die im Körper gespeicherten Kohlenhydratreserven reichen etwa 24 Stunden zur Deckung des Energiebedarfs. Sind diese aufgebraucht, greifen die Zellen der meisten Organsysteme zur Energiegewinnung auf die mit der Nahrung zugeführten Fette bzw. die vorhandenen Fettreserven des Organismus zurück. Die Zellen des Zentralnervensystems, des Nierenmarks und die Erythrocyten (rote Blutkörperchen) hingegen sind auf die kontinuierliche Versorgung mit Glucose angewiesen.

Etwa 50–60 % der Nahrungsenergie sollen nach den *Empfehlungen* der *DGE* in Form von Kohlenhydraten aufgenommen werden, tatsächlich sind es zugunsten von Fett und Protein nur etwa 45 %. Aber nicht nur der Kohlenhydratanteil an der Nahrungsenergie, sondern auch die Art der Kohlenhydrate differiert von den Empfehlungen der Ernährungswissenschaft. Ein großer Teil der aufgenommenen Kohlenhydrate besteht aus Saccharose, die in Form von Haushaltszucker in Süßwaren, Gebäck und Marmeladen vorkommt.

Untersuchungen mit Vegetariern haben gezeigt, daß der Kohlenhydratanteil in der Nahrung zwar meist günstiger ist als bei Mischköstlern, aber dennoch nicht die empfohlenen Mengen erreicht. Dies erklärt sich insbesondere bei lakto-(ovo-)vegetarischer Ernährung durch den Verzehr von fettreichem Käse und einen ausgeprägteren Milchkonsum. Die Zusammensetzung der Kohlenhydrate unterscheidet sich oft, aber nicht in allen Studien, von dem der nicht-vegetarischen Vergleichsgruppen. Die Stärkeaufnahme (aus Getreide und Nährmitteln), aber auch die Aufnahme von Monosacchariden (insbesondere Fructose aus erhöhtem Obstverzehr) ist meist höher als bei Mischköstlern.

3.2.3 Fette

Die ernährungswissenschaftliche Forschung hat gezeigt, daß das Verhältnis der verschiedenen mit der Nahrung aufgenommenen Fettsäuregruppen von gesundheitsprophylaktischer Bedeutung ist. Als günstig anzusehen ist aus heutiger Sicht eine Ernährung, die im Fettanteil maximal ein Drittel gesättigte, mindestens ein Drittel einfach ungesättigte und höchstens ein Drittel mehrfach ungesättigte Fettsäuren enthält.

Cholesterin kommt ausschließlich im Tierreich vor und wird neben der alimentären Zufuhr auch im menschlichen Körper selbst produziert. Auch wenn Cholesterin seit langem als kritischer Nahrungsbestandteil betrachtet wird, ist es doch lebensnotwendig. So wird das Steroid als Strukturbestandteil von Zellmembranen, als Ausgangssubstanz zahlreicher Hormone und als Vorstufe von Vitamin D benötigt. Zwar paßt sich die körpereigene Synthese von Cholesterin der alimentären Zufuhr an, doch scheint dieser Mechanismus nicht unbegrenzt möglich zu sein und erlaubt nicht bei allen Individuen eine vollständige Adaption.

Während die *Empfehlungen für die Fettzufuhr* der *DGE* bei 25–30 % der Nahrungsenergie liegen, zeigen sich in der Realität zumeist Werte von fast 40 %. Mangelerscheinungen aufgrund unzureichender Fettzufuhr spielen in den Industrienationen keine Rolle. Erkrankungen, die mit einem überhöhten Fettkonsum assoziiert werden, sind hingegen zu einem Problem geworden, besonders das Übergewicht.

Verzehrserhebungen bei Vegetariern zeigen, daß die Fettzufuhr im allgemeinen niedriger ist als bei nichtvegetarischen Vergleichsgruppen. Während die Zufuhrwerte bei Veganern ausnahmslos den Empfehlungen entsprechen oder sogar darunter liegen (in einigen Fällen auch mehr als erwünscht), können die Werte bei Lakto-(Ovo-)Vegetariern den Empfehlungen entsprechen oder auch darüber liegen. Dies kann, je nach Lebensmittelauswahl, auf die verstärkte Verwendung von (fettreichem) Käse, anderen Milchprodukten und den vielfältigen Gebrauch von Pflanzenölen für die Zubereitung von Rohkost oder Bratlingen zurückgeführt werden.

Bei einer insgesamt geringeren Gesamtenergiezufuhr von Vegetariern liegt der Gesamtfettverzehr immer noch niedriger als bei der Durchschnittsbevölkerung. Hinzu kommt, daß die Aufnahme von ungesättigten Fettsäuren deutlich höher liegt. Allerdings hat die verstärkte Zufuhr von ungesättigten Fettsäuren auch einen erhöhten Bedarf an Vitamin E zur Folge, der von Vegetariern aber zumeist problemlos gedeckt wird (Seite 62). Die Kost von Veganern ist weitgehend frei von Cholesterin. Bei Lakto-(Ovo-)Vegetariern liegt die Zufuhr meist unter dem Richtwert von 300 mg/Tag.

Aus *ernährungsphysiologischer Sicht* ist eine vegetarische Ernährung hinsichtlich der Gesamtfettzufuhr, der Cholesterinzufuhr und der Fettzusammensetzung eindeutig positiv zu bewerten.

3.2.4 Vitamine

In der Gruppe der Vitamine werden organische Nahrungsbestandteile unterschiedlicher chemischer Klassen zusammengefaßt, die für den Organismus essentiell sind. Abgesehen von wenigen Ausnahmen sind nur Pflanzen und Mikroorganismen dazu in der Lage, Vitamine zu synthetisieren. Der Begriff *Vitamine* rührt daher, daß nach der Entdeckung der ersten Vitamine davon ausgegangen wurde, daß diese Substanzgruppe ausschließlich aus für das Leben (vita) notwendigen Aminen besteht. Schließlich erwies sich aber, daß nicht alle Vitamine stickstoffhaltige Substanzen darstellen.

Die Vitamine werden in fettlösliche und wasserlösliche eingeteilt. Die wasserlöslichen Vitamine und Vitamin K sind als Vorstufen bzw. Bestandteil von Coenzymen an enzymatischen

Reaktionen beteiligt, den fettlöslichen Vitaminen kommen teilweise eher hormonartige Funktionen zu (Tab. 7).

Tab. 7: Vorkommen und Funktionen der Vitamine

Vitamin	Hauptquellen	wichtigste Funktionen
fettlöslich		
A (Retinol)	Leber, Käse, Ei	Wachstum, Sehvorgang,
Vorstufe: β-Carotin	Gemüse, Obst	Reproduktion, Immunantwort
D (Calciferole)	Leber, Milch, Ei;	Stoffwechsel von
Vorstufe: Cholesterin	Eigensynthese nach UV-Einstrahlung	Kalzium und Phosphat, Knochen
E (Tocopherole)	Nüsse, Getreide, Gemüse, Samen	Oxidationsschutz
K (Phyllochinon)	Gemüse, Getreide, Milchprodukte, Leber; Eigensynthese durch Darmbakterien	Blutgerinnung, Knochenstoffwechsel
wasserlöslich		
B$_1$ (Thiamin)	Getreide, Hefe, Fleisch, Hülsenfrüchte	Kohlenhydratstoffwechsel
B$_2$ (Riboflavin)	Milch, Ei, Getreide, Fleisch, Hefe	Energiewechsel, Fettsäurenstoffwechsel
B$_6$ (Pyridoxin)	Fleisch, Gemüse, Getreide, Hefe	Proteinstoffwechsel
B$_{12}$ (Cobalamin)	tierische Nahrungsmittel, milchsaure Nahrungsmittel, Algen	Regulation der Zellteilung, Funktionsfähigkeit des Zentralnervensystems
Folsäure	Blattgemüse, Hefe, Ei, Getreide, Leber	Protein- und Nucleinsäurestoffwechsel
Niacin	Leber, Fleisch, Pilze, Getreide, Obst, Gemüse	Energiewechsel
Pantothensäure	fast alle Nahrungsmittel	Stoffwechsel der Hauptnährstoffe
Biotin	Leber, Hefe, Hülsenfrüchte, Nüsse, Ei, Getreide	Stoffwechsel der Hauptnährstoffe
C (Ascorbinsäure)	Obst, Gemüse	universelles Reduktionsmittel, Oxidationsschutz

Im Gegensatz zu den wasserlöslichen Vitaminen (Ausnahme: Vitamin B_{12}) können die fettlöslichen Vitamine A, D und E im Körper gespeichert werden. Einer Überdosierung begegnet der Körper mit einer verstärkten Ausscheidung der den Bedarf übersteigenden Vitaminmenge, lediglich bei den Vitaminen A und D kann es bei langfristig überhöhter Aufnahme zu toxischen Erscheinungen kommen.

Verschiedene *Ernährungsstudien mit Vegetariern* haben gezeigt, daß deren Versorgung mit den meisten Vitaminen zumeist günstiger ist als bei Mischköstlern. Durch die pflanzlich betonte Kost werden vermehrt Vitamin C und E, β-Carotin (Vorstufe von Vitamin A), Folsäure sowie Vitamin B_1 aufgenommen. Eine niedrige Zufuhr kann aufgrund des teilweise völligen Ausschlusses von tierischen Nahrungsmitteln bei den Vitaminen D, B_2 und B_{12} vorliegen.

Vitamin A (Retinol). Vegetarier sind in der Regel gut mit Vitamin A bzw. der Vorstufe β-Carotin versorgt. Dies gilt auch für Veganer, die eine hohe Aufnahme carotinhaltiger pflanzlicher Nahrungsmittel aufweisen. Die gemessenen Blutretinolwerte liegen sowohl bei Erwachsenen als auch bei Kindern im Normbereich, während die Blutcarotinwerte höher als die von Mischköstlern sind.

Vitamin D (Calciferole). Vegetarier weisen eine rechnerische Vitamin-D-Zufuhr auf, die deutlich unter den Empfehlungen liegt. Dies trifft allerdings auch, wenngleich in geringerem Maße, für die Durchschnittsbevölkerung zu. Da selbst bei Veganern Mangelerscheinungen sehr selten sind, kann von einer erheblichen Vitamin-D-Eigensynthese ausgegangen werden. Aufgrund der Tatsache, daß bereits bei nicht-vegetarisch lebenden Frauen der Vitamin-D-Gehalt der Muttermilch so niedrig ist, daß die Säuglinge bei einer längeren Stilldauer als sechs Monate Rachitis bekommen können, sollte zumindest bei veganer Ernährung eine begleitende orale Supplementierung mit Vitamin D erwogen werden.

Vitamin E (Tocopherole). Die verschiedenen Tocopherole werden ausschließlich von Pflanzen synthetisiert, kommen über die Nahrungskette jedoch in fast allen Lebensmitteln vor. Gute Nahrungsquellen sind Keimöle (Weizen, Mais), andere Pflanzenöle sowie alle Lebensmittel, die reichlich ungesättigte Fettsäuren enthalten.

Bei üblicher Kostzusammenstellung liegt die Vitamin-E-Zufuhr über den Empfehlungen. Zwar ergibt sich bei vegetarischer Ernährung je nach Lebensmittelauswahl ein deutlich höherer Bedarf an Vitamin E. Untersuchungen haben jedoch gezeigt, daß Vegetarier in der Regel ausreichend versorgt sind.

Vitamin K (Phyllochinon). Aufgrund der in der Bevölkerung allgemein überreichlichen Vitamin-K-Versorgung wurden bislang keine Untersuchungen zum Vitamin-K-Status von Vegetariern durchgeführt. Eine gute Versorgung von Vegetariern ist durch den reichlichen Verzehr von grünen Gemüsen und aufgrund der enteralen Eigensynthese gewährleistet.

Vitamin B₁ (Thiamin). Teile der Bevölkerung erreichen nicht die empfohlene Thiaminzufuhr. Untersuchungen mit Vegetariern haben gezeigt, daß diese vor allem aufgrund ihres hohen Verzehrs an Vollkorngetreiden oftmals besser als die Durchschnittsbevölkerung mit Vitamin B₁ versorgt sind.

Vitamin B₂ (Riboflavin). In verschiedenen Gruppen der Bevölkerung erreicht die Riboflavinzufuhr nicht die wünschenswerten Mengen. Klinisch-biochemische Mangelerscheinungen sind jedoch nicht festzustellen. Bei Lakto-(Ovo-)Vegetariern ist durch die verstärkte Aufnahme von Milch und Milchprodukten eine ausreichende bis gute Zufuhr sichergestellt. Aber auch bei Veganern wurde sowohl für Kinder als auch für Erwachsene meist eine ausreichende Vitamin-B₂-Zufuhr nachgewiesen, wenngleich sich diese schwieriger gestaltet als beim Einschluß von Milch und Milchprodukten in die Ernährung.

Vitamin B₆ (Pyridoxin). Trotz einer Unterversorgung in einigen Bevölkerungsgruppen (v.a. Jugendliche) treten klinisch-biochemische Mangelerscheinungen nur selten auf, was darauf hinweisen könnte, daß die Zufuhrempfehlungen deutlich über dem Bedarf an Vitamin B_6 liegen. Auch viele Vegetarier erreichen nicht die angestrebte Zufuhrmenge, die jedoch oftmals über der von nichtvegetarischen Vergleichsgruppen liegt. Bei veganer Ernährung ist die Versorgung oft zusätzlich dadurch eingeschränkt, daß das Vitamin aus Getreideprodukten schlechter verfügbar ist.

Vitamin B_{12} (Cobalamin). Aufgrund der Tatsache, daß Vitamin B_{12} ausschließlich von Mikroorganismen, jedoch nicht von höheren Pflanzen synthetisiert werden kann, wird bei keinem anderen Nährstoff so kontrovers die Frage diskutiert, ob bei vegetarischer Kost eine ausreichende Versorgung möglich ist.

Die von der *DGE* empfohlene tägliche Zufuhr liegt bei 3 µg, wobei der tatsächliche Bedarf des Menschen vermutlich unter 1 µg liegt. Als Nahrungsquellen kommen Fleisch, Milch und Ei sowie in sehr geringem Umfang milchsaure Lebensmittel und bestimmte Algen in Frage.

Da der menschliche Organismus über erhebliche, für mehrere Jahre ausreichende Speicherkapazitäten für Vitamin B_{12} verfügt, ist ein alimentärer Cobalaminmangel, der sich im Krankheitsbild der Anämie manifestiert, sehr selten.

Bei Lakto-(Ovo-)Vegetariern ergeben sich meist keine Versorgungsprobleme, da Milch und Milchprodukte insgesamt ausreichend Vitamin B_{12} liefern. Aber auch Veganer nehmen mit 0,3–1,2 µg/d geringe Mengen des Vitamins auf, wie Studien gezeigt haben. Der Ursprung dieser Aufnahme ist nicht immer bekannt. Möglicherweise spielen die Mund- und Dünndarmflora, die bakterielle Kontamination von Lebensmitteln und Eßgeschirr sowie der Cobalamingehalt in angereicherten und fermentierten Lebensmitteln eine Rolle. Ferner besteht die Möglichkeit, daß nicht alle Veganer in letzter Konsequenz alle Milch und Milchprodukte sowie Teig- und Backwaren, denen bei der Herstellung Eier zugesetzt wurden, meiden.

Auch bei langfristiger veganer Ernährung treten trotz niedriger Cobalamin-Blutspiegel bei Erwachsenen klinische Anzeichen eines Mangels seltener auf als theoretisch zu erwarten. Frauen, die sich vegan ernähren, sollten insbesondere während Schwangerschaft und Stillzeit eine Vitamin-B$_{12}$-Supplementation in Betracht ziehen, denn bei gestillten Kindern einiger veganer Mütter wurden in verschiedenen Studien schwere Gedeihstörungen und Mangelerscheinungen mit irreversiblen neurologischen Schäden festgestellt.

Folsäure. Bei mangelnder Folsäureversorgung von Schwangeren kann es zu schweren Fehlbildungen des Kindes kommen (Neuralrohrdefekt). Frauen mit Kinderwunsch wird daher empfohlen, folsäurereiche Lebensmittel zu verzehren oder eine Supplementierung zu erwägen.

Die Folsäureversorgung der Gesamtbevölkerung gilt als kritisch. Vor dem Hintergrund der unzureichenden Analytik sind Verzehrserhebungen zur Folsäureaufnahme von Vegetariern nur eingeschränkt brauchbar. Durch den hohen Verzehr von rohem Obst und Gemüse kann jedoch bei Vegetariern von einer Versorgung mit Folsäure ausgegangen werden, die über der der Durchschnittsbevölkerung liegt.

Niacin. Während bei der nicht-vegetarischen Durchschnittsbevölkerung von einer gesicherten Niacinversorgung ausgegangen werden kann, ist der Niacinstatus von vegetarischen Bevölkerungsgruppen sehr unterschiedlich. Da allerdings keine Berichte über biochemisch-klinische Anzeichen eines Niacinmangels bei vielseitiger vegetarischer Ernährung vorliegen, findet im Falle einer niedrigen Zufuhr vermutlich eine erhebliche intermediäre Niacinsynthese aus der Aminosäure Tryptophan statt.

Pantothensäure. Aufgrund der weiten Verbreitung des Vitamins in den meisten Nahrungsmitteln kann wie bei der Gesamtbevölkerung auch bei Vegetariern von einer ausreichenden Versorgung mit Pantothensäure ausgegangen werden.

Biotin. Alimentäre Biotinmängel sind beim Menschen kaum bekannt, so daß auch bei vegetarischer Ernährung eine ausreichende Versorgung anzunehmen ist.

Vitamin C (Ascorbinsäure). Die wichtigsten Vitamin-C-Quellen sind Obst und Gemüse. Dies könnte die Tatsache erklären, daß außer Meerschweinchen, einigen Fischen und Vögeln nur die Primaten (Mensch und Menschenaffen) nicht dazu in der Lage sind, Vitamin C aus Glucose zu bilden. Bei dem während der vergangenen Jahrmillionen überreichlichen Angebot an Früchten haben unsere Vorfahren vermutlich die Fähigkeit zur Eigensynthese des Vitamins verloren, da dafür keine Notwendigkeit mehr bestand. Der bei Vegetariern übliche hohe Verzehr von Obst und Gemüse schlägt sich auch in der Vitamin-C-Versorgung nieder. Sowohl die Zufuhrwerte als auch die Blutascorbinsäurespiegel liegen meist deutlich über denen von Mischköstlern. Von Bedeutung ist damit auch die positive Wirkung auf die Resorption von Eisen, das bei Vegetariern zum Großteil aus pflanzlichen Quellen mit einer niedrigen Bioverfügbarkeit (Seite 83) des Spurenelements stammt.

3.2.5 Mineralstoffe (Mengen- und Spurenelemente)

Mineralstoffe sind überwiegend anorganische Nährstoffe, die für den menschlichen Organismus essentiell sind. Die Mineralstoffe erfüllen die unterschiedlichsten physiologischen Aufgaben, wenngleich bei einigen dieser Substanzen noch nicht vollständig geklärt ist, ob und in welchem Maße sie tatsächlich für das ordnungsgemäße Funktionieren des menschlichen Körpers notwendig sind.

Die Mineralstoffe können nach ihrer Konzentration im Organismus in *Mengenelemente* (Konzentration > 50 mg/kg Körpertrockenmasse) und *Spurenelemente* (Konzentration < 50 mg/kg Körpertrockenmasse) eingeteilt werden (Tab. 8).

Die *Zufuhr an Mengen- und Spurenelementen bei Vegetariern* ist vielfach günstiger zu bewerten als bei Mischköstlern. Potentieller Schwachpunkt kann die Versorgung mit Eisen, Kalzium, Jod und Zink sein, insbesondere bei veganer Ernährung. Neben dem Gehalt in Nahrungsmitteln spielt bei der Versorgung mit Mineralstoffen und Spurenelementen vor allem die von verschiedenen Faktoren beeinflußte Bioverfügbarkeit (Seite 83) eine Rolle.

Tab. 8: Vorkommen und Funktionen der Mengenelemente

Mineralstoff	Hauptquellen	wichtigste Funktionen
Natrium (Na)	Kochsalz (v. a. verarbeitete Lebensmittel)	Osmoregulation, Säure-Basen-Bilanz, Membranpotential, Zucker- und Aminosäureresorption
Kalium (K)	Gemüse, Obst, Getreide, Hülsenfrüchte	Osmoregulation, Membranpotential
Kalzium (Ca)	Milch, Milchprodukte, Nüsse, Gemüse, Ölsaaten	Knochenbau, Blutgerinnung, Erregbarkeit von Nerven und Muskeln, Cofaktor von Enzymen
Magnesium (Mg)	Vollkornprodukte, Nüsse, Ölsaaten, grüne Gemüse	Knochenbau, Cofaktor von Enzymen, Erregbarkeit von Nerven und Muskeln
Chlor (Cl)	Kochsalz (v. a. verarbeitete Lebensmittel)	Magensäure, Osmoregulation, Säure-Basen-Bilanz
Phosphor (P)	Milch, Fleisch, Fisch, Ei, Getreide, Nüsse, Zusatzstoffe (Phosphat)	Knochenbau, Energiewechsel, Nukleinsäurestoffwechsel
Schwefel (S)	schwefelhaltige Aminosäuren (Cystein und Methionin)	Energiewechsel, Entgiftungsreaktionen

Natrium. Aufgrund des hohen Natriumgehalts vieler Lebensmittel kommt ein Natriummangel praktisch nicht vor. Diskutiert wird hingegen der Zusammenhang zwischen einer hohen Natriumzufuhr und Bluthochdruck, wobei möglicherweise nicht allein die zugeführte Natriummenge, sondern das Natrium/Kalium-Verhältnis von entscheidender Bedeutung ist.

Auch bei Vegetariern kann die Versorgung mit Natrium überreichlich sein, liegt aber meist deutlich unter der in den Industrieländern üblichen Zufuhr.

Kalium. Da Kalium in pflanzlichen Lebensmitteln reichlich enthalten ist, nehmen Vegetarier ausreichende Mengen des Mineralstoffs auf.

Kalzium. Kalzium gilt in der Gesamtbevölkerung als kritischer Nährstoff. Lakto-(Ovo-)Vegetarier nehmen aufgrund ihres hohen Verzehrs von Milch und Milchprodukten meist über den Empfehlungen liegende Kalziummengen auf. Zu beachten ist allerdings, daß eine deutlich überhöhte Kalziumaufnahme die Resorptionsrate von Eisen und Zink senkt und daher nicht wünschenswert ist.

Veganer haben zwar eine niedrige Kalziumaufnahme, können diese aber vermutlich durch gesteigerte Resorptionsraten kompensieren. Auch wirkt sich die niedrige Proteinaufnahme bei Veganern günstig auf den Kalziumhaushalt aus, denn es wird weniger Kalzium im Urin ausgeschieden. Als kritisch ist die Kalziumversorgung vegan ernährter Kleinkinder zu bewerten.

Magnesium. Als Bestandteil des Chlorophylls ist Magnesium in allen grünen Pflanzen vorhanden, aus diesen allerdings nur eingeschränkt verfügbar. Neben anderen Elementen ist auch Magnesium von der Mineralienverarmung der Böden betroffen, die maßgeblich durch sauren Regen und intensive Landwirtschaft verursacht wird.

Während bei der Durchschnittsbevölkerung die Magnesiumzufuhr vielfach zu gering ist, nehmen Vegetarier durch ihren hohen Verzehr an Vollkornprodukten und Gemüse zumeist Mengen auf, die über den Empfehlungen liegen.

Chlor. Chlorid wird in erster Linie in Form von Kochsalz aufgenommen, das vor allem in verarbeiteten Lebensmitteln zu finden ist. Aus diesem Grunde ist ein ernährungsbedingter Chloridmangel sehr selten. Wie in der Gesamtbevölkerung ist auch bei Vegetariern eine ausreichende Chloridversorgung sichergestellt.

Phosphor. Einen erheblichen Beitrag zur Phosphatzufuhr leisten Phosphate, die den Nahrungsmitteln als Zusatzstoffe beigefügt werden, beispielsweise in Colagetränken, Wurstwaren und Schmelzkäsen.

Mit einer lakto-(ovo-)vegetarischen Ernährung ist es einfacher, das angestrebte Kalzium/Phosphat-Verhältnis von 0,7 : 1 zu erreichen, wenngleich auch viele Vegetarier eine deutlich über den Empfehlungen liegende Phosphataufnahme aufweisen.

Schwefel. Für Schwefel werden keine Zufuhrempfehlungen ausgesprochen, da kein isolierter Bedarf besteht. Aufgrund der Tatsache, daß Schwefel in den Proteinen pflanzlicher und tierischer Kost reichlich vorhanden ist, sind Mangelsymptome unabhängig von der Kostform nicht bekannt.

Spurenelemente kommen im Körper des Erwachsenen in einer Gesamtmenge von etwa 10 g vor (Tab. 9).

Eisen. Im Zusammenhang mit vegetarischen Ernährungsformen wird neben Vitamin B_{12} auch beim Eisen über eine ausreichende Versorgung kontrovers diskutiert. Aussagefähiger als der absolute Eisengehalt in den Nahrungsmitteln ist die Verfügbarkeit des Eisens. So wird das in tierischen Produkten überwiegende organisch komplexierte Häm-Eisen besser resorbiert als ionisches Eisen aus pflanzlicher Nahrung. Insbesondere Fe^{3+} bildet schwerlösliche Verbindungen mit Oxalsäure, Tanninen und anderen Pflanzeninhaltsstoffen. Außerdem reagiert es im oberen Dünndarm zum unlöslichen Eisenhydroxid. Fe^{2+} ist hingegen deutlich besser resorbierbar, weshalb Reduktionsmittel wie Vitamin C und schwefelhaltige Aminosäuren die Eisenverfügbarkeit erhöhen.

Gerade bei Vegetariern wurde lange Zeit vermutet, daß diese aufgrund des Meidens von Fleisch nicht zur ausreichenden Deckung ihres Eisenbedarfs in der Lage sind. Dies konnte inzwischen widerlegt werden. Studien mit Vegetariern und Veganern westlicher Industrieländer haben gezeigt, daß diese nicht häufiger als Mischköstler von Eisenmangel betroffen sind. Studien zeigen, daß die meisten Vegetarier eine relativ hohe Eisen*aufnahme* aus Lebensmitteln wie Vollgetreide, Blattgemüse und angereicherten Lebensmitteln aufweisen. Die

Tab. 9: Vorkommen und Funktionen der Spurenelemente

Spurenelement	Hauptquellen	wichtigste Funktionen
Eisen (Fe)	Gemüse, Vollkorngetreide, Fleisch, Leber, Ei, Hülsenfrüchte	Sauerstofftransport, Muskelfunktion
Zink (Zn)	Getreide, Hülsenfrüchte, Nüsse, Fleisch, Leber	Cofaktor zahlreicher Enzyme
Kupfer (Cu)	Vollkorngetreide, Nüsse, Hülsenfrüchte, Innereien	Cofaktor von Enzymen
Mangan (Mn)	Nüsse, Vollkorngetreide, Hülsenfrüchte, Blattgemüse, schwarzer Tee	Cofaktor von Enzymen
Molybdän (Mo)	Vollkorngetreide, Hülsenfrüchte, Ei, Nüsse	Cofaktor von Enzymen
Chrom (Cr)	schwarzer Tee, Käse, Vollkorngetreide, Leber	Glucosetoleranzfaktor
Selen (Se)	tierische Nahrungsmittel, Vollkorngetreide, Nüsse, Sesam, Knoblauch, Hülsenfrüchte	Cofaktor von Enzymen (Oxidationsschutz, Entgiftung, Biosynthese der Schilddrüsenhormone)
Jod (I)	Meeresprodukte, Gemüse, Milch, Milchprodukte, jodiertes Kochsalz	Bestandteil der Schilddrüsenhormone
Kobalt (Co)*	Vitamin-B_{12}-reiche Nahrungsmittel	Bestandteil von Vitamin B_{12}
Fluor (F)	Mineralwasser, schwarzer Tee, Meerestiere	Knochen- und Zahnaufbau
Silizium (Si)**	Vollkorngetreide, grüne Gemüse	Bindegewebe, Knochenaufbau

* kein eigenständiges Spurenelement
** Essentialität für den Menschen nicht nachgewiesen

schlechtere *Verfügbarkeit* des aus Pflanzen stammenden ionischen Eisens wird somit teilweise kompensiert. Dies gilt insbesondere dann, wenn gleichzeitig viel resorptionsförderndes Vitamin C, beispielsweise aus Obst, aufgenommen wird. Allerdings weisen Vegetarier geringere Eisenspeicher auf als Nicht-Vegetarier. Dies wird im Hinblick auf radikalassoziierte Erkrankungen wie Herzinfarkt und Krebs als günstig erachtet, kann aber in Zeiten erhöhten Eisenbedarfs kritisch werden.

Die in manchen Fällen unbefriedigende Eisenversorgung von Vegetarierinnen hängt wahrscheinlich weniger mit der Ernährung als mit den Eisenverlusten durch die Menstruationsblutung zusammen. Aber auch hier sind biochemische oder klinische Anzeichen eines Eisenmangels nicht auffällig häufiger zu finden als im Bevölkerungsdurchschnitt.

Zink. Untersuchungen haben gezeigt, daß die Zinkaufnahme von Vegetariern und Mischköstlern in etwa gleich ist, aber bei beiden Gruppen oftmals unter den Zufuhrempfehlungen liegt. Außerdem ist die Verfügbarkeit von Zink aus pflanzlicher Nahrung geringer als aus tierischen Produkten. Der ermittelte Zinkstatus von Vegetariern entsprach meist der Norm.

Kupfer. Die Kupferaufnahme von Vegetariern entspricht weitgehend der von Mischköstlern, die als ausreichend betrachtet wird.

Mangan. Manganmangel ist beim Menschen extrem selten, denn Magnesium kann Mangan in zahlreichen Enzymen ersetzen. Phosphat kann die Aufnahme von Mangan hemmen.
Vegetarier nehmen aufgrund des hohen Verzehrs pflanzlicher Nahrungsmittel reichlich Mangan auf.

Molybdän. Klinische Zeichen eines Molybdänmangels sind bislang weder bei Vegetariern noch bei Nicht-Vegetariern bekannt.

Chrom. Chrom ist Bestandteil des in kohlenhydratreichen Pflanzen enthaltenen Glucosetoleranz-Faktors (GTF), der die Aufnahme von Glucose in die Zellen über eine verbesserte Insulinwirkung fördert und den Glucoseeinbau in Leber- und Muskelglycogen verbessert. Chrommangelerscheinungen sind bisher beim Menschen nicht beschrieben worden.

Selen. Alimentäre Mangelerscheinungen wurden aus einzelnen Provinzen Chinas berichtet, die sowohl durch selenarme Böden als auch durch eine eingeschränkte Nahrungsmittelauswahl gekennzeichnet ist. Die Selenversorgung vegetarischer Gruppen gilt im allgemeinen als gesichert und liegt etwa auf dem gleichen Niveau wie bei Mischköstlern.

Jod. Zahlreiche ältere Studien belegten, daß die Jodzufuhr insbesondere bei Vegetariern, aber auch bei der Durchschnittsbevölkerung deutlich unter den Empfehlungen lag. Durch den Konsum von jodiertem Speisesalz und dessen Einsatz in vielen verarbeiteten Nahrungsmitteln ist die empfohlene Zufuhr in der Gesamtbevölkerung deutlich besser, aber noch nicht optimal.

Fluor. Über den Fluoridgehalt von Nahrungsmitteln gibt es in der Literatur viele unterschiedliche Angaben. Offensichtlich enthalten vor allem Meerestiere Fluor in nennenswertem Maße. Je nach Herkunftsregion kann auch Mineralwasser reich an Fluorid sein, ebenso schwarzer Tee. Daten zur Fluoridversorgung von Vegetariern liegen nicht vor.

3.3 Ballaststoffe

Ballaststoffe sind Bestandteile pflanzlicher Lebensmittel, die von den Verdauungsenzymen des Menschen nicht abgebaut werden können. Der Pflanze dienen sie in erster Linie als Gerüstsubstanz der Pflanzenzelle sowie als Füll- und Schutzmaterial.

Die meisten Ballaststoffe, außer Lignin (einem Alkoholpolymer) und Cutin (einem pflanzlichen Wachs), zählen als hochmolekulare Polysaccharide zu den Kohlenhydraten. Die beim Abkühlen stärkehaltiger Produkte entstehende resistente Stärke besitzt ebenfalls Ballaststoffcharakter. Die mengenmäßig wichtigsten Ballaststoffe sind bei der hierzulande üblichen Nahrungsmittelauswahl Cellulose, Hemicellulose und Pektine. Auch einige Inhaltsstoffe tierischer Lebensmittel wie hochschmelzende Fette oder Produkte der Maillard-Reaktion besitzen Ballaststoffcharakter, sind aber mengenmäßig von geringer Bedeutung.

Im Gegensatz zu den Nährstoffen beruhen die biologischen Wirkungen der Ballaststoffe nicht auf biochemischen Vorgängen, sondern auf physikalischen Eigenschaften. In der Vergangenheit wurden mit Ballaststoffen nachteilige Eigenschaften in Zusammenhang gebracht, sie galten als unnötiger „Ballast", der in möglichst geringen Mengen in der Nahrung enthalten sein sollte. Diese Auffassung hat sich während der letzten Jahrzehnte deutlich gewandelt. Offensichtlich steht ein niedriger Verzehr an Ballaststoffen wesentlich mit der Entstehung verschiedener Zivilisationserkrankungen in Zusammenhang.

Die gesundheitsprophylaktischen Wirkungen der Ballaststoffe lassen sich wie folgt zusammenfassen:

Direkte Wirkungen:
- früheres Sättigungsgefühl,
- schnellere Passagezeit des Nahrungsbreis,
- Erhöhung des Stuhlvolumens.

Diese Wirkungen sind auf die Quellfähigkeit der Ballaststoffe durch Wasseraufnahme zurückzuführen.

Indirekte Wirkungen:
- antikanzerogene Wirkungen,
- Blutglucose-beeinflussende Wirkungen,
- Cholesterin-senkende Wirkungen,
- immunmodulierende Wirkungen.

Den potentiellen gesundheitsfördernden Eigenschaften der Ballaststoffe stehen mögliche unerwünschte Effekte gegenüber. Darunter fallen vor allem die Bindung von Mineralstoffen und Spurenelementen, beispielsweise Kalzium und Zink. Durch die Gelbildung des Speisebreis kann auch die (erwünschte) Resorption organischer Nährstoffe, aber auch die von organischen Schadstoffen (unerwünscht) vermindert sein. Befindlichkeitsstörungen wie Blähungen sind dagegen meist nur kurzfristige Effekte, insbesondere nach einer Ernährungsumstellung hin zu ballaststoffreicher Kost.

Einen hohen Ballaststoffgehalt weisen insbesondere Vollkorngetreide und daraus hergestellte Produkte sowie Hülsenfrüchte auf. Obst und Gemüse enthalten zwar deutlich weniger Ballaststoffe, haben aufgrund ihres häufigen Verzehrs aber einen erheblichen Anteil an der Versorgung mit Ballaststoffen. Da die verschiedenen Ballaststoffgruppen unterschiedliche physikalische Eigenschaften aufweisen, empfiehlt sich eine breite Nahrungsmittelauswahl, um alle gesundheitsfördernden Wirkungen der Ballaststoffe nutzen zu können

Die *DGE* gibt einen *Richtwert* für die *tägliche Ballaststoffaufnahme* von mindestens 30 g, der jedoch als Untergrenze angesehen werden sollte; anzustreben sind eher 40–50 g. In der Praxis werden aber im Durchschnitt weniger als 25 g pro Tag aufgenommen. Verantwortlich dafür ist vor allem der geringe Verzehr an Getreide, insbesondere Vollkornprodukte, der auch nicht durch den in den letzten Jahren gestiegenen Verzehr von Obst und Gemüse kompensiert wird.

Untersuchungen mit Vegetariern haben ergeben, daß deren Ballaststoffzufuhr aufgrund des reichlichen Verzehrs pflanzlicher Nahrungsmittel meist deutlich über dem Richtwert liegt. Die höchsten Zufuhrwerte erreichen erwartungsgemäß Veganer. Die hohe Ballaststoffzufuhr von Vegetariern kann als eine Ursache dafür angesehen werden, daß bei vegetarischen Gruppen zahlreiche Zivilisationskrankheiten wie Atherosklerose, Diabetes mellitus und Dickdarmkrebs seltener zu finden sind.

3.4 Bioaktive Substanzen in Lebensmitteln

Nachdem in der Ernährungswissenschaft lange Zeit nur solche Nahrungsinhaltsstoffe beachtet wurden, die für den Menschen essentiell, also zufuhr- und lebensnotwendig, sind, rükken inzwischen weitere Substanzen ins wissenschaftliche Interesse. Zunehmend wird erkannt, daß Nahrungsmittel Stoffe enthalten, die nicht im eigentlichen Sinne essentiell sind, aber die Gesundheit positiv beeinflussen können.

Während manche dieser Substanzen früher unter dem Gesichtspunkt nachteiliger Wirkungen (z. B. Proteaseinhibitoren, Kropfbildner) als „antinutritiv" bezeichnet wurden, wird heute von Bioaktiven Substanzen gesprochen.

Diese *bioaktiven Substanzen* werden in drei Gruppen unterteilt:
- Sekundäre Pflanzenstoffe,
- Substanzen in fermentierten Lebensmitteln,
- Ballaststoffe (Seite 76).

Sekundäre Pflanzenstoffe stammen aus dem Sekundärstoffwechsel der Pflanzen. Im Primärstoffwechsel der Pflanzen werden hingegen die auch für den Menschen notwendigen Hauptnährstoffe Kohlenhydrate, Proteine und Fette synthetisiert. Die sekundären Pflanzenstoffe sind chemische Verbindungen, die in der Pflanze verschiedene Aufgaben haben:
- Abwehr von Schädlingen und Krankheiten,
- Regulation des Wachstums,
- Verbreitung der Pflanzensamen über Farb- und Duftstoffe, die Tiere anlocken.

Mit einer gemischten Kost werden etwa 1,5 g sekundäre Pflanzenstoffe pro Tag aufgenommen, die wiederum aus etwa 10 000 verschiedenen Substanzen bestehen. Mit großer Wahrscheinlichkeit waren diese sekundären Pflanzenstoffe über viele Millionen von Jahren ständige Begleiter des Menschen, denn pflanzliche Nahrung bildete während der gesamten Menschheitsgeschichte den Nahrungsschwerpunkt (Seite 39).

Die Erfahrung lehrte den Menschen, Nahrungsmittel mit gesundheitsschädlichen sekundären Pflanzenstoffen zu meiden bzw. diese durch bestimmte Zubereitungsmethoden (z. B. Erhitzen) unschädlich zu machen. Auf der anderen Seite erscheint es naheliegend, daß sekundäre Pflanzenstoffe als stets präsenter Nahrungsbestandteil während der menschlichen Evolution Gesundheit und Leistungsfähigkeit des Menschen bzw. seiner Vorfahren beeinflußten.

Inzwischen bestätigen zahlreiche Untersuchungen die Vermutung, daß der Zusammenhang zwischen dem Verzehr pflanzlicher Nahrung und gesundheitspräventiven Wirkungen auch auf die sekundären Pflanzenstoffe zurückgeführt werden kann.

Immer neue, bislang nicht beachtete chemische Verbindungen werden identifiziert und im Sinne einer gesundheitsfördernden Wirkung positiv bewertet. Da diese Wirkungen keineswegs von „sekundärer" Bedeutung sind, hat sich an Stelle der Bezeichnung *sekundäre Pflanzenstoffe* in der englischsprachigen Literatur der Begriff *phytochemicals* durchgesetzt. Zuweilen wird in der Wissenschaft auch diskutiert, diese Substanzen als semi-essentiell zu bezeichnen.

Die sekundären Pflanzenstoffe sind im wesentlichen den folgenden chemischen Gruppen zuzuordnen:

- Carotinoide
- Phytosterine
- Saponine
- Proteaseinhibitoren
- Sulfide

- Glucosinolate
- Polyphenole
- Monoterpene
- andere sekundäre Pflanzenstoffe (z.B. Phytinsäure).

Die Eigenschaften der sekundären Pflanzenstoffe sind vielfältig. Sie wirken antikanzerogen, antimikrobiell, antioxidativ, antithrombotisch, immunmodulierend, entzündungshemmend, Blutdruck-beeinflussend, Cholesterin-senkend, Blutglucose-beeinflussend und verdauungsfördernd.

Die *Carotinoide* finden sich als Farbstoffe vor allem in grünblättrigem Gemüse und in farbigen Früchten, wobei nur etwa 10 % der über 700 natürlichen Carotinoide eine Provitamin-A-Wirkung entfalten. Carotinoide werden mit antioxidativen, antikanzerogenen und immunmodulatorischen Eigenschaften in Zusammenhang gebracht.

Die *Phytosterine* kommen besonders in fettreichen Pflanzen vor. Im Darmtrakt verbinden sie sich mit Gallensäuren, so daß der Körper vermehrt neue Gallensäuren bilden und hierzu auf Cholesterin zurückgreifen muß. Dies führt zu einer Senkung des Blutcholesteringehalts. Außerdem wird eine antikanzerogene Wirkung der Phytosterine diskutiert.

Saponine sind in Pflanzen weit verbreitet und vor allem in Hülsenfrüchten enthalten. Ihre Bezeichnung leitet sich von der Eigenschaft ab, in wäßrigen Lösungen – ähnlich wie Seifen – Schaumbildung hervorzurufen. Sie binden im Darmtrakt Gallensäuren und senken so den Blutcholesterinspiegel. Als möglicher Folgeeffekt der Bindung von primären Gallensäuren ist ein antikanzerogenes Potential vorhanden.

Proteaseinhibitoren kommen vor allem in Hülsenfrüchten, aber auch in Kartoffeln und Getreide vor. Da sie im Magen-Darm-Trakt die Aktivität der proteinspaltenden Enzyme beeinträchtigen können, wurden sie lange Zeit ausschließlich als antinutritive Nahrungsbestandteile betrachtet. Neue wissenschaftliche Erkenntnisse zeigen jedoch, daß Proteaseinhibitoren auch zahlreiche gesundheitsfördernde, insbesondere antikanzerogene Wirkungen aufweisen.

Sulfide sind *schwefelhaltige sekundäre Pflanzenstoffe* wie Allicin (z. B. im Knoblauch), *(Iso)Thiocyanate* (z. B. in Senf und Meerrettich) und *Indole* (in allen Kohlarten), die insbesondere antimikrobiell und antikanzerogen wirken. Vorstufen dieser drei chemischen Gruppen sind die *Glucosinolate*, aus denen die eigentlichen Wirksubstanzen durch den pflanzeneigenen enzymatischen Abbau freigesetzt werden.

Die heterogene Substanzgruppe der *Polyphenole* umfaßt die in fast allen Pflanzen vorkommenden *Flavonoide* (antimikrobiell und antikanzerogen) sowie die *Phenolsäuren* (z. B. Kaffeesäure) als Antioxidantien und Antikanzerogene. Weitere Polyphenole sind die *Phytoöstrogene*, die den tierischen Östrogenen ähneln und antikanzerogene Wirkungen aufweisen.

Monoterpene haben für den Menschen traditionell als Aromastoffe Bedeutung (z. B. Menthol aus der Pfefferminze, Zitrusöl aus Limonen). Auch sie wirken antikanzerogen.

Weitere sekundäre Pflanzenstoffe gehören chemisch nicht zu den bisher genannten Gruppen, so etwa die *Phytinsäure*, die als Kalziumspeicher in Hülsenfrüchten und Ölsaaten sowie in den Randschichten von Getreide vorkommt. Neben ihrer bekannten antinutritiven Wirkung (Bindung von Eisen- und Zink-Ionen) kommen ihr möglicherweise auch Blutglucose-regulierende sowie antikanzerogene Effekte zu.

In *fermentierten Lebensmitteln* findet sich als wichtigste Substanz die *Milchsäure* (Lactat), die von verschiedenen Mikroorganismen enzymatisch aus Kohlenhydraten gebildet wird. Als eine der ältesten Konservierungsmethoden ist die Milchsäuregärung auch mit einer Veränderung der sensorischen und ernährungsphysiologischen Eigenschaften des Lebensmittels verbunden. Die konservierende Wirkung beruht hauptsächlich auf einer Absenkung des pH-Werts sowie dem Abbau leicht verfügbarer Kohlenhydrate. Fermentiert werden können vor allem Gemüse, Hülsenfrüchte und Getreide sowie Milch, Fleisch und Fisch.

Gesundheitsfördernde Wirkungen wurden in der Vergangenheit vorrangig bei fermentierten Milchprodukten untersucht. Von Bedeutung sind hier insbesondere die Verbesserung der Laktose-Toleranz sowie Cholesterin-senkende, antimikrobielle und antikanzerogene Wirkungen.

Die Frage nach der optimalen Zufuhrmenge an bioaktiven Substanzen ist weiter ungeklärt. Auch lassen sich synergistische Wirkungen vieler verschiedener sekundärer Pflanzenstoffe ähnlich wie bei Schadstoffen nur schwer voraussagen. Bei der Krebsvorbeugung ist durch eine vielfältige Kombination verschiedener antikanzerogener Inhaltsstoffe ein weitreichender protektiver Effekt zu erreichen. Diese Vielfalt kann durch eine breite Nahrungsmittelauswahl gewährleistet werden.

In der pflanzenbetonten Nahrung des Menschen waren über Millionen von Jahren nicht unerhebliche Gehalte an sekundären Pflanzenstoffen enthalten, die – sofern sie nicht durch Hitze zerstört wurden – aller Wahrscheinlichkeit nach auch ihre positiven Wirkungen entfaltet haben. Aus diesem Grunde sollte auch heute auf einen reichlichen Verzehr unerhitzter pflanzlicher Rohkost geachtet werden.

Vegetarier nehmen aufgrund ihrer pflanzenbetonten Kostzusammenstellung erhebliche Mengen an bioaktiven Substanzen auf. Vor allem epidemiologische Untersuchungen lassen einen möglichen Zusammenhang zwischen einem hohen Verzehr bioaktiver Substanzen und einer geringeren Häufigkeit von Zivilisationskrankheiten erkennen, wenngleich die exakten Wirkungsmechanismen bisher nur ansatzweise bekannt sind.

4. Bioverfügbarkeit einzelner Nährstoffe

Die Bioverfügbarkeit von Nährstoffen ist das Ausmaß, in dem die in Nahrungsmitteln ursprünglich enthaltenen Nährstoffe tatsächlich in den Körper gelangen, und zwar unabhängig von der Resorptionsfähigkeit des Organismus. Hierbei geht es weniger um die energieliefernden Hauptnährstoffe Kohlenhydrate, Proteine und Fette, sondern um Vitamine, Mineralstoffe und Spurenelemente.

Die Bioverfügbarkeit dieser Nährstoffe wird durch zahlreiche exogene Faktoren beeinflußt, beispielsweise durch die jeweilige chemische Konstitution eines Lebensmittels, die Lagerung, Verarbeitung und Zubereitung sowie die Gesamtzusammensetzung der Kost. Zu diesen Einflußfaktoren gehören insbesondere:

- Nährstoffverluste durch:
- Hitze (Vitamine)
- Licht (Vitamine)
- Sauerstoff (Vitamine)
- Wässern (Vitamine, Mineralstoffe)
- Veränderung des pH-Werts (Vitamine, Mineralstoffe)
- enzymatische Aktivität (Vitamine)
- starke Verarbeitung der Nahrungsmittel (Vitamine, Mineralstoffe)
- Komplexbildung mit organischen Säuren (Mineralstoffe)
- Proteingehalt und Aminosäurenzusammensetzung der Kost (Mineralstoffe)
- Fettsäurenzusammensetzung der Kost (Mineralstoffe)
- Ballaststoffgehalt der Kost (Mineralstoffe)
- Wechselwirkung mit anderen Nährstoffen (Vitamine, Mineralstoffe)
- Härtegrad des Trinkwassers (Mineralstoffe)
- Schwermetallgehalt der Nahrung (Mineralstoffe).

Die Bioverfügbarkeit von Vitaminen als organische Nahrungsbestandteile wird in starkem Maße durch die Art und Dauer der Zubereitung beeinflußt. Insbesondere langes Kochen kann den Vitamingehalt eines Lebensmittels um bis zu 100 % reduzieren (z. B. Vitamin C, Folsäure).

Die Mineralstoffe hingegen liegen in anorganischer, ionisierter Form vor und können deshalb auch nicht durch chemische Zersetzungsprozesse, die mit der Nahrungszubereitung und -verarbeitung verbunden sind, zerstört werden. Verluste ergeben sich allerdings aufgrund ihrer guten Wasserlöslichkeit, beispielsweise durch langes Wässern der Nahrungsmittel, Kochen in reichlich Wasser und Verwerfen des Kochwassers.

Einen großen Einfluß auf die Bioverfügbarkeit von Mineralstoffen haben auch deren Wechselwirkungen mit anderen Substanzen. Viele Mineralstoffe bilden beispielsweise mit in Pflanzen enthaltenen organischen Säuren (z. B. Oxalsäure, Phytinsäure, Galacturonsäure) schwerlösliche Komplexe, die im Darmlumen nicht mehr gelöst werden können. Dies betrifft insbesondere Kalzium, Zink und Kupfer.

Einige Mineralstoffe hemmen sich gegenseitig in der Resorption (z. B. Kalzium und Zink, Mangan und Eisen) oder werden durch den Proteingehalt der Nahrung beeinflußt. Eine hohe Proteinzufuhr steigert beispielsweise die renale Kalziumausscheidung und vermindert die Magnesiumresorption.

Auch Ballaststoffe können durch ihre Gelbildung Mineralstoffe binden und somit der Verwertung entziehen. Dieser Effekt wird durch den höheren Mineralstoffgehalt ballaststoffreicher Nahrung allerdings mehr als ausgeglichen.

Endogene Faktoren wie beispielsweise der Nährstoffstatus des Körpers beeinflussen nicht die Bioverfügbarkeit eines Nährstoffs im eigentlichen Sinne, sondern wirken sich auf die *Resorptionsfähigkeit* des Organismus aus. So reagiert der Körper bei einer langfristig geringen Magnesiumzufuhr mit einer erhöhten Magnesiumresorption, die bei einer höheren Zufuhr wieder reduziert wird. Dieses Prinzip gilt analog für die meisten Nährstoffe, von denen manche unter normalen physiologischen Bedingungen nur zu sehr geringen Anteilen aus der Nahrung resorbiert werden (z. B. Mangan mit lediglich 1 %).

Auch andere Faktoren wie die Einnahme von Pharmaka, übermäßiger Alkoholkonsum und verschiedene Erkrankungen des Gastrointestinaltrakts können die Resorptionsfähigkeit des Organismus für verschiedene Nährstoffe herabsetzen.

Nährstoffverluste durch Transport, Lagerung, Verarbeitung und Zubereitung sind bei fast allen Lebensmitteln unvermeidlich. Dies sollte bei der Verwendung von Nährstofftabellen berücksichtigt werden, denn von den dort angegebenen Vitamin- und Mineralstoffgehalten kann nur eingeschränkt auf die tatsächlich verzehrten Mengen geschlossen werden. Abgesehen davon sind die Nährstoffgehalte, vor allem Mineralstoffe, bei pflanzlichen Lebensmitteln stark von der Nährstoffversorgung des Bodens, der jeweiligen Sorte, den Witterungsbedingungen, dem Erntezeitpunkt, dem Einfluß von Umweltschadstoffen und vielen anderen Faktoren abhängig und somit starken Schwankungen unterworfen.

Eine hohe Bioverfügbarkeit der Nährstoffe kann insbesondere durch eine schonende Zubereitung gewährleistet werden. Aus diesem Grunde empfiehlt sich der Verzehr von Obst und Gemüse sowohl in erhitzter als auch in roher Form.

5. Fremd- und Schadstoffbelastung bei vegetarischer Kost

Von Nahrungsmitteln können vielfältige toxikologische Gefährdungen ausgehen. *Fremdstoffe* sind Substanzen, die in der Nahrung natürlicherweise nicht vorkommen, sondern erst durch „fremde", meist menschliche Aktivitäten eingebracht werden. *Schadstoffe* hingegen sind in der Umwelt vorkommende Stoffe, die auf den Menschen, auf andere Lebewesen, auf Ökosysteme oder auch auf Sachgüter (z.B. Gebäude) schädlich wirken können.

Allerdings handelt es sich dabei nicht nur um von außen zugeführte, „chemische" Umweltschadstoffe, sondern auch um biologische und mikrobielle Schadstoffe. So gibt es eine Reihe von natürlicherweise vorkommenden Pflanzengiften (z.B. Alkaloide, Saponine, Lectine, Glycoside), Mycotoxine (z.B. Aflatoxine, Mutterkorn) sowie Intoxikationen und Infektionen durch Mikroorganismen (z.B. Salmonellen, Botulismuserreger) und Parasiten (z.B. Bandwürmer).

Natürliche Pflanzengifte lassen sich vermeiden oder durch entsprechende küchentechnische Maßnahmen (z. B. Kochen von Hülsenfrüchten) unschädlich machen. In beiden Fällen stammt die Kenntnis häufig aus traditioneller Überlieferung. Eine konsequente Schadstoffkontrolle zwischen Ernte und Verarbeitung sowie ausreichende Hygiene auf allen Verarbeitungsstufen tragen dazu bei, daß auch eine Gefährdung durch Mycotoxine sowie Mikroorganismen und Parasiten stark reduziert werden kann.

Die Belastung von Lebensmitteln durch exogene Schadstoffe verunsichert hingegen sehr viele Menschen. Hierbei handelt es sich um:

- Zusatzstoffe,
- Rückstände,
- Umweltkontaminanten.

Zusatzstoffe werden Lebensmitteln zugesetzt, um bestimmte Eigenschaften wie das Aussehen, die Beschaffenheit, den Geschmack, den Nährwert sowie die Haltbarkeit zu verbessern. Neben synthetischen Substanzen kommen auch natürliche Stoffe zum Einsatz (z. B. β-Carotin als Farbstoff, Vitamin C als Antioxidans). Zusatzstoffe müssen vom Gesetzgeber als unschädlich befunden und zugelassen sein. Der Lebensmittelhersteller ist in den meisten Fällen verpflichtet, Zusatzstoffe auf der Verbraucherverpackung zu kennzeichnen.

Zwar ist das toxische Verhalten der einzelnen Zusatzstoffe relativ gut bekannt. Das Zusammenwirken verschiedener Zusatzstoffe im Organismus sowie Wechselwirkungen mit anderen Fremdstoffen und deren Abbauprodukten sind hingegen nicht einmal in Ansätzen untersucht. Zudem können einige Zusatzstoffe bei entsprechend anfälligen Menschen allergieähnliche Symptome hervorrufen.

Rückstände sind Verbindungen, die vom Menschen willentlich in der landwirtschaftlichen Erzeugung, der Tiermast oder der Lagerung eingesetzt wurden, um beispielsweise den Ertrag zu steigern oder Schädlinge zu bekämpfen, und anschließend noch im verzehrsfähigen Lebensmittel nachweisbar sind. Hier-

zu zählen Pestizide, Tierarzneimittel, Schädlingsbekämpfungs-
mittel und Nitrat.

Durch Höchstmengenverordnungen sollen Verbraucher vor
diesen Rückständen geschützt werden. Die entsprechenden
Grenzwerte werden allerdings oft aufgrund politischer Erwägungen festgelegt und sowohl nach oben als auch nach unten
korrigiert. Außerdem unterscheiden sich die verschiedenen nationalen Grenzwerte teilweise deutlich voneinander.

Direkte *Pestizidrückstände* finden sich vor allem bei pflanzlichen Lebensmitteln. Bei tierischen Lebensmitteln spielen insbesondere *Rückstände von Tierarzneimitteln und Futterzu-
satzstoffen* eine Rolle.

Nitrat findet sich in teilweise erheblichen Mengen in Obst
und Gemüse. Hohe Werte erreichen vor allem Blattgemüse
und verschiedene Wurzelgemüse. Ursache hierfür sind die hohen Nitratgehalte des Grundwassers sowie eine generelle
Überdüngung landwirtschaftlicher Nutzflächen durch leicht-
löslichen Mineraldünger sowie Güllebelastung aus der Tier-
haltung.

Nitrat selbst ist unschädlich. Durch mikrobielle Umwandlung kann daraus allerdings Nitrit entstehen, das im menschlichen Organismus das zweiwertige Eisen zu dreiwertigem
Eisen oxidieren kann. Das entstandene Methämoglobin ist
nicht mehr in der Lage, Sauerstoff zu transportieren. Während
der erwachsene Organismus über entsprechende enzymatische
Schutzsysteme verfügt, um das Methämoglobin wieder zu
Hämoglobin zurückzuführen, ist dies bei Säuglingen nur eingeschränkt der Fall, so daß diese durch eine hohe Nitratbela-
stung von Trinkwasser und Nahrungsmitteln stark gefährdet
sein können.

Direkte Nahrungsquellen für Nitrit sind gepökelte Fleisch-
und Wurstwaren, mit denen teilweise erhebliche Nitritmengen
aufgenommen werden.

Umweltkontaminanten sind Substanzen, die ungewollt in
Lebensmittel gelangen. Sie werden in die Umwelt abgegeben
und erreichen über Luft, Wasser, Boden, Pflanze und Tier die
Nahrungsmittel. Zu diesen Schadstoffen zählen Schwermetalle,

Radionuklide, Dünge- und Pflanzenschutzmittel, organische Chlorverbindungen, Schwefeldioxid, aber auch Weichmacher, Tierhaare, Reinigungsmittel und andere Verunreinigungen, die bei der Herstellung in die Lebensmittel gelangen.

Umweltkontaminanten können natürlichen Ursprungs (z. B. Schwermetalle aus der Erdkruste) oder anthropogenen Ursprungs sein.

Die chlorierten Kohlenwasserstoffe reichern sich über die Nahrungskette insbesondere im Fettgewebe von Pflanzen und Tieren an. Durch einen gehäuften Verzehr von fetthaltigen pflanzlichen und tierischen Lebensmitteln akkumuliert auch der Mensch während seines gesamten Lebens diese Schadstoffe, die dann wiederum im Depotfett und in fetthaltigem Gewebe gespeichert werden. Diese Belastungen können zu chronischen Störungen fettreicher Organe wie Leber, Niere, Gonaden, Herz und vor allem des Gehirns bzw. des Zentralnervensystems führen.

Schwermetalle wirken in größeren Mengen toxisch, wobei auch hier weniger akute Vergiftungen als vielmehr langfristige Schäden von Bedeutung sind.

Blei stammt überwiegend aus pflanzlichen Nahrungsmitteln, die das Schwermetall aus der Luft (z. B. an stark befahrenen Straßen) aufnehmen. Da Blei zu großen Teilen auf der Oberfläche von Pflanzen haftet, kann die Belastung durch gründliches Waschen um bis zu 80 % reduziert werden.

Cadmium findet sich in fast allen Nahrungsmitteln, insbesondere in Innereien, Wildpilzen, Muscheln, Fisch, Blattgemüse, Getreide und Kartoffeln, wobei die Aufnahme überwiegend aus pflanzlichen Lebensmitteln stammt. Eine weitere Cadmiumquelle ist Tabakrauch. Schädigungen durch Cadmium ergeben sich vor allem an Lunge, Niere sowie am Erbgut.

Quecksilber ist bereits in geringen Mengen hochgiftig und gelangt hauptsächlich über den Verzehr tierischer Lebensmittel (insbesondere Meerestiere und Innereien) in den menschlichen Organismus.

Eine langfristige Schadstoffbelastung kann neben chronischen Organschäden (z. B. von Niere, Leber oder Nervensystem) auch Störungen des Immunsystems (z. B. Abwehrschwächen oder Allergien), Erbgutveränderungen (Mutagenese), Krebsentstehung (Kanzerogenese) und Schädigung des Embryos (Teratogenese) zur Folge haben. Aus diesem Grunde sollten Verbraucher bestrebt sein, möglichst geringe Mengen an Fremd- und Schadstoffen mit der Nahrung aufzunehmen.

Während dies bei Zusatzstoffen aufgrund der Kennzeichnungspflicht noch relativ einfach möglich ist, sind Rückstände und Umweltschadstoffe dem Lebensmittel nicht anzusehen. Hier bietet sich die Bevorzugung von Lebensmitteln aus anerkannt ökologischer Landwirtschaft an, deren Erzeugung seit 1991 durch eine EU-Richtlinie genau geregelt ist. Bei der Erzeugung dieser Lebensmittel werden keine synthetisch-chemischen Pestizide und keine leicht löslichen Mineraldünger verwendet. Eine völlige Freiheit von Schadstoffen kann allerdings auch der ökologische Landbau, aufgrund der allgemeinen Schadstoffbelastung der Umwelt, nicht garantieren.

Eine vegetarische Ernährung hat hinsichtlich der Belastung mit Fremd- und Schadstoffen zahlreiche Vorteile. Die meisten Umweltkontaminanten, insbesondere chlorierte Kohlenwasserstoffe, sind in tierischen Lebensmitteln in weitaus höheren Konzentrationen nachzuweisen als in pflanzlichen, denn die Tiere stehen am Ende der Nahrungskette. Durch das Meiden des Verzehrs von Fleisch, Fisch und daraus hergestellten Produkten reduzieren Vegetarier ihre Schadstoffaufnahme deutlich. Dies trifft ebenso für Rückstände von Tierarzneimitteln zu, die auch nur in tierischen Lebensmitteln vorzufinden sind.

Auf der anderen Seite sind Vegetarier durch den verstärkten Verzehr pflanzlicher Lebensmittel theoretisch einer höheren Belastung durch Pestizidrückstände ausgesetzt. Vegetarier haben aber oft eine generell umwelt- und gesundheitsbewußtere Einstellung als die Durchschnittsbevölkerung und kaufen bevorzugt Produkte aus ökologischer Landwirtschaft bzw. Naturkost, die durch eine möglichst chemiefreie Erzeugung sowie schonende und zusatzstofffreie Verarbeitung gekennzeichnet ist.

VIII. Vegetarische Ernährung
bestimmter Bevölkerungsgruppen

„Gesunde quält oft der Gedanke,
wohin sie schauen, lauter Kranke.
Doch guckt ein Kranker in die Runde,
sieht er nur unverschämt Gesunde."

Eugen Roth
(Schriftsteller, Deutschland, 1895–1976)

1. Vegetarische Ernährung während der Schwangerschaft und Stillzeit

Schwangerschaft und Stillzeit verlangen dem mütterlichen Organismus besondere Leistungen ab. Zahlreiche Stoffwechselvorgänge, die mit der Entwicklung des Fötus bzw. mit der Milchbildung verbunden sind, erfordern eine gesteigerte Versorgung mit bestimmten Nährstoffen. Eine vegetarische Ernährung ist daran zu messen, ob sie auch in diesen Lebensphasen dazu in der Lage ist, eine bedarfsgerechte Nährstoffversorgung sicherzustellen.

In der *Schwangerschaft* nimmt der Bedarf an bestimmten Nährstoffen stufenweise zu. Während der ersten drei Schwangerschaftsmonate ist kein faßbarer Nährstoffmehrbedarf zu verzeichnen, da das Wachstum des Fötus noch sehr gering ist. Ab dem zweiten Trimester hingegen erhöht sich der Nährstoffbedarf erheblich. Dies betrifft in erster Linie die Versorgung mit Protein, Kalzium, Magnesium, Eisen, Jod, Zink und den meisten Vitaminen, während der Mehrbedarf an Nahrungsenergie mit 100–200 kcal pro Tag relativ gering ist.

Der höhere Bedarf an *Protein* ist auf die Neubildung des plazentaren und fötalen Gewebes sowie die Vermehrung des mütterlichen Hämoglobinbestandes zurückzuführen. Die zusätzliche Proteinzufuhr wird mit 10 g pro Tag empfohlen.

Dieser Mehrbedarf ist bei lakto-(ovo-)vegetarischen Ernährungsformen ohne Probleme zu decken. Bei veganer Ernährung muß besonders auf eine breite Nahrungsmittelauswahl, eine ausreichende Nahrungsenergiezufuhr und eine günstige Kombination verschiedener Proteinträger geachtet werden, um eine ausreichende Versorgung zu gewährleisten.

Der Bedarf an *Kalzium* ist aufgrund der Bildung des fötalen Skeletts um etwa 400 mg täglich erhöht. Insgesamt werden während der Schwangerschaft etwa 30 g Kalzium vom mütterlichen an den kindlichen Organismus abgegeben.

Bei veganer Ernährung kann die ausreichende Versorgung mit Kalzium gefährdet sein. Lakto-(ovo-)vegetarische Ernährungsformen weisen aufgrund des Milchverzehrs in dieser Hinsicht keine Probleme auf.

Der Bedarf an *Magnesium* gilt aufgrund des hohen Verzehrs von magnesiumhaltigen Nahrungsmitteln auch bei schwangeren Vegetarierinnen als gesichert.

Der zusätzliche Bedarf an *Eisen* ist durch die Anlage eines fötalen Eisenspeichers, die Einlagerung von Eisen in Plazenta und Uterus, den Blutverlust während der Geburt sowie die Vermehrung des Hämoglobinbestandes erheblich. Um den Gesamtmehrbedarf in Höhe von etwa 1 g während der Schwangerschaft sicherzustellen, empfiehlt die *DGE* eine tägliche Eisenzufuhr in Höhe von 30 mg. Diese Zufuhr ist allerdings selbst durch den verstärkten Verzehr eisenhaltiger Lebensmittel kaum zu verwirklichen.

Dennoch kommt es auch bei schwangeren Vegetarierinnen, die im Vergleich zu Nicht-Vegetarierinnen oft latent mit Eisen unterversorgt sind, nicht sofort zum Auftreten von Mangelerscheinungen. Dies hängt u. a. mit der bis um das Dreifache erhöhten Eisenresorption zusammen. Auf die Einnahme von Eisenpräparaten sollte deshalb erst bei einem diagnostizierten Mangel zurückgegriffen werden.

Die Versorgung mit *Jod* ist auch in der Durchschnittsbevölkerung zu gering. Vegetarierinnen sollten gerade während der Schwangerschaft jodiertes Speisesalz verwenden sowie Produkte essen, die jodiertes Salz enthalten (z. B. Brot).

Auch *Zink* kann bei vegetarischen Ernährungsformen ein kritischer Nährstoff sein, da während der Schwangerschaft der Bedarf um bis zu 50 % erhöht ist.

Der Mehrbedarf an *Vitaminen* ab dem 4. Schwangerschafts-monat ist auf einen gesteigerten Stoffumsatz sowie einen er-heblichen Vitamintransfer auf den kindlichen Organismus zu-rückzuführen. Dieser erhöhte Bedarf betrifft in erster Linie Vitamin A, Vitamin D, Vitamin B_1, Vitamin B_6, Folsäure und Vitamin C.

Der Mehrbedarf an *Vitamin A (Retinol)* erklärt sich aus dem plazentaren Wachstum, der Ausbildung des Fötus sowie der Anlage eines fötalen Retinolspeichers in der Leber.

Die Versorgung von Vegetarierinnen mit Vitamin A bzw. der Vorstufe β-Carotin erwies sich in Untersuchungen als ausreichend, so daß auch in der Schwangerschaft von einer adäquaten Versorgung ausgegangen werden kann. Gute Nahrungsquellen sind carotinreiche Lebensmittel wie Karot-ten, Grünkohl, Feldsalat, Wirsing, Brokkoli, Mangold und Spinat.

Die Zufuhr an *Vitamin D (Calciferole)* liegt sowohl bei Ve-getarierinnen wie auch bei Mischköstlerinnen unter den Emp-fehlungen. Dabei ist jedoch zu beachten, daß die Deckung des physiologischen Bedarfs neben der Zufuhr mit der Nahrung zu erheblichen Teilen durch die Vitamin-D-Eigensynthese der Haut unter dem Einfluß von UV-Licht sichergestellt wird. Ge-rade schwangere Vegetarierinnen sollten deshalb auf einen ausreichenden Aufenthalt im Freien achten und in sonnenar-men Zeiten verstärkt auf Vitamin-D-haltige Nahrungsmittel (Milch, Ei, Pilze) zurückgreifen.

Der zusätzliche Bedarf an *Vitamin B_1 (Thiamin)* in Höhe von 0,2 mg ab dem 4. Schwangerschaftsmonat kann beispiels-weise durch Vollgetreide, Hülsenfrüchte und Kartoffeln ge-deckt werden, so daß auch bei schwangeren Vegetarierinnen eine ausreichende Versorgung gewährleistet ist.

Vitamin B_6 (Pyridoxin) ist wichtiges Coenzym im Protein-stoffwechsel. Durch den in der Schwangerschaft erhöhten Pro-teinbedarf ergibt sich ein um 40 % erhöhter Bedarf an Pyrido-xin. Durch den hohen Verzehr Vitamin-B_6-reicher Nahrungs-mittel (z.B. Vollkornprodukte, Hülsenfrüchte, Kartoffeln) sind Vegetarierinnen oft besser versorgt als Mischköstlerinnen, so daß auch während der Schwangerschaft von einer adäquaten Versorgung ausgegangen werden kann.

Folsäure ist an der Zellteilung und damit der Zellneubildung beteiligt. Aufgrund der gesteigerten Erythrocytenbildung der Mutter, dem plazentaren und fötalen Wachstum, gesteigerten renalen Verlusten sowie der Anlage fötaler Folatreserven ist der Bedarf während der Schwangerschaft deutlich erhöht.

Die Folsäurezufuhr liegt zwar bei vegetarisch ernährten Frauen über der von Mischköstlerinnen, rechnerisch aber dennoch unter den Empfehlungen. Deshalb sollte gerade während der Schwangerschaft auf eine hohe Zufuhr folatreicher Nahrungsmittel (z. B. Blattgemüse, Getreide, Sojabohnen) geachtet werden. Aufgrund der extremen Hitzelabilität der Folsäure bietet sich an, einen Teil dieser Nahrungsmittel in Form von unerhitzter Frischkost zu verzehren. Wegen des Risikos von Neuralrohrdefekten, die sich bei Folatmangel bis zum 28. Schwangerschaftstag einstellen, wird Frauen inzwischen generell empfohlen, vor der Schwangerschaft Folsäure zu supplementieren.

Aus *ernährungsphysiologischer Sicht* kann eine lakto-(ovo-) vegetarische Ernährung auch während der Schwangerschaft den Nährstoffbedarf decken und teilweise die Schwangere sogar besser versorgen (Vitamin B_1, Vitamin B_6, Vitamin E, Vitamin C, Folsäure, Magnesium). Eine marginale Versorgung kann bei Eisen, Jod und Zink auftreten, was allerdings auch bei nicht-vegetarischen Schwangeren der Fall ist.

Eine vegane Ernährung während der Schwangerschaft ist als kritisch zu bewerten. Insbesondere die Zufuhr von Protein, Kalzium, Eisen, Jod, Zink, Vitamin B_2 und Vitamin B_{12} ist nicht immer sichergestellt. Wird die Schwangerschaft nach jahrelanger veganer Ernährung bereits mit zu geringen Reserven (z. B. Vitamin B_{12}, Kalzium, Eisen) begonnen, ist mit Schwangerschaftskomplikationen und fötalen Entwicklungsstörungen zu rechnen.

Während der *Stillzeit* ist der mütterliche Organismus bestrebt, die während der Schwangerschaft aufgetretenen Nährstoffverluste wieder auszugleichen. Dieser Ausgleich sowie die Bildung der Muttermilch erfordern eine höhere Nährstoffzufuhr, die noch etwas über den Zufuhrempfehlungen für die Schwangerschaft liegt.

Muttermilch stellt die optimale Ernährung für den Säugling dar. Neben einer adäquaten Versorgung mit Nahrungsenergie und Nährstoffen liefert die Muttermilch über ihren immunologischen Anteil einen wichtigen Beitrag zum Aufbau des kindlichen Immunsystems. Die Zusammensetzung der Milch wird neben genetischen Faktoren auch durch die Ernährung der Mutter beeinflußt.

Generell ist Muttermilch arm an *Eisen, Vitamin D* und *Vitamin K*. Zur Rachitisprophylaxe wird für gestillte Säuglinge während des ersten Lebensjahres eine zusätzliche Vitamin-D-Zufuhr von $10\,\mu g$ pro Tag angeraten. Um Blutungen aufgrund von Vitamin-K-Mangel zu vermeiden, wird den meisten Säuglingen nach der Geburt Vitamin K verabreicht.

Durch den Nährstoffverlust während des Stillens ergibt sich für die Mutter ein erhöhter Bedarf an Protein, Magnesium und Zink. Eine höhere Eisenzufuhr soll in erster Linie die Eisenverluste während der Schwangerschaft ausgleichen.

Bei fast allen Vitaminen gelten die gleichen Zufuhrrichtlinien wie für Schwangere. Kritisch kann während der Stillzeit die Versorgung mit Vitamin A, D, B_1, B_2, B_{12} und Folsäure sein. Insbesondere bei veganer Ernährung kann es bei zu geringen Vitamin-B_{12}-Gehalten der Muttermilch zu schwerwiegenden Schädigungen des Säuglings kommen (megaloblastische Anämie, neurologische Störungen).

Die Muttermilch lakto-(ovo-)vegetarischer Frauen weist gegenüber der von Mischköstlerinnen keine großen Unterschiede hinsichtlich der meisten Nährstoffe auf. Vorteilhaft hingegen ist der meist höhere Gehalt an mehrfach ungesättigten Fettsäuren sowie die geringere Belastung mit chlorierten Kohlenwasserstoffen. Eine langfristige vegetarische Ernährung vor der Schwangerschaft kann folglich dazu beitragen, die Schadstoffbelastung der Muttermilch zu reduzieren.

Aus *ernährungsphysiologischer Sicht* kann eine abwechslungsreich zusammengestellte lakto-(ovo-)vegetarische Ernährung den erhöhten Nährstoffbedarf während der Stillzeit dekken, wobei aber auf Eisen, Jod, Zink und Folsäure geachtet werden muß. Neben einer marginalen Versorgung mit den genannten Nährstoffen birgt eine vegane Ernährung zusätzlich das Risiko einer unzureichenden Versorgung mit Protein, Kalzium, Vitamin B_2 und Vitamin B_{12} und kann deshalb während der Schwangerschaft nicht empfohlen werden. Supplementierungen sollten erwogen werden.

2. Vegetarische Ernährung von Kindern

Kinder sind keine kleinen Erwachsenen, denn ihr Energie- und Nährstoffbedarf unterscheidet sich teilweise erheblich von dem Erwachsener. So haben Kinder bezogen auf die Nahrungsenergiezufuhr einen erhöhten Bedarf an Kalzium, Vitamin D und Vitamin C.

Der Energie- und Nährstoffbedarf von Kindern ist stark von der jeweiligen Entwicklungsphase und der Wachstumsgeschwindigkeit abhängig. Die bei Erwachsenen erwünschte Reduktion der Nahrungsenergiedichte durch eine ballaststoff- und volumenreiche Kost würde bei Säuglingen und Kleinkindern Probleme bereiten, denn durch die geringe Kapazität des kindlichen Magens können nur etwa 200–300 ml pro Mahlzeit aufgenommen werden. Der Aufbau von Knochen- und Muskelmasse erfordert hingegen einen Nahrungsenergiebedarf, der bezogen auf Gewicht und Körpergröße deutlich über dem Erwachsener liegt.

Im *Säuglingsalter* (bis 6 Monate) ist Muttermilch die beste Nahrungsquelle. Sie bietet eine optimal auf die Bedürfnisse des Säuglings abgestimmte Nährstoffzusammensetzung, optimalen Infektionsschutz, sie ist nicht allergen und läßt die Kinder gut gedeihen. Ist allerdings bereits die Mutter mangelernährt, was beispielsweise bei einer veganen Ernährungsweise nicht auszuschließen ist, kann auch der Säugling durch die Muttermilch allein nicht optimal versorgt werden. Insbesondere ein Mangel an Vitamin B_{12} kann zu schwerwiegenden Schädigungen des Säuglings führen (megaloblastische Anämie, neurologische Störungen).

Beträgt die Stilldauer länger als sechs Monate – bei Vegetarierinnen ist ein Jahr und mehr keine Seltenheit –, sollte eine Supplementierung von Eisen und Vitamin D erwogen werden. Wird als vegetarische Abstillnahrung industriell hergestellte Säuglingsnahrung auf Milch- oder Sojabasis oder selbsthergestellte milchhaltige Säuglingsnahrung verwendet, tauchen nur sehr selten gesundheitliche Probleme auf. Von der Verwendung von Rohmilch sollte aufgrund der potentiellen bakteriellen Kontamination abgesehen werden. Obst kann ab dem 6.–7. Lebensmonat roh zugefüttert werden, Gemüse und Getreide sollten zur besseren Nährstoffausnutzung im ersten Lebensjahr erhitzt sein.

Ab dem *fortgeschrittenen Säuglingsalter* (6–12 Monate) sollte nicht mehr ausschließlich gestillt werden, denn die Nährstoffversorgung kann ohne geeignete Beikost kritisch sein. Um eine ausreichende Nahrungsenergiedichte zu gewährleisten, sollte der Ballaststoffanteil vorerst gering sein. Nüsse, Getreide und Hülsenfrüchte können die Energiedichte erhöhen, während Obst und Gemüse relativ energiearm sind. Getreide und Gemüse sollten zur besseren Nährstoffausnutzung erhitzt werden.

Während eine lakto-(ovo-)vegetarische Abstill- bzw. Ergänzungsnahrung dazu geeignet ist, den Nährstoffbedarf des Kindes zu decken, muß von einer veganen Ernährung wegen der möglichen unzureichenden Versorgung mit Zink, Eisen, Kalzium und Vitamin D aus Sicherheitsgründen abgeraten werden.

Für *Klein- und Vorschulkinder* (1–5 Jahre) ist der Nährstoffbedarf bezogen auf das Körpergewicht zwar immer noch erhöht, aber nicht mehr so stark wie im Säuglingsalter. Ein Nährstoffmangel kann bei veganer Ernährung entstehen. Bei einer lakto-(ovo-)vegetarischen Kost sind die Kinder im allgemeinen ausreichend mit Nährstoffen versorgt. Besonders sollte jedoch auf die ausreichende Zufuhr kritischer Nährstoffe wie Zink und Eisen geachtet werden.

Schulkinder (5–11 Jahre) nähern sich hinsichtlich des Nährstoffbedarfs immer mehr dem von Erwachsenen an. Vegan ernährte Kinder scheinen in dieser Phase weniger ernährungsbedingte Probleme zu haben als in der frühen Kindheit. Eine gut zusammengestellte lakto-(ovo-)vegetarische Ernährung ist auch in dieser Lebensphase geeignet, eine adäquate Nährstoffversorgung sicherzustellen.

Bei *Jugendlichen* (11–18 Jahre) tritt in der pubertären Wachstumsphase ein starker Anstieg des Energie- und Nährstoffbedarfs ein. Auch hier kann bei veganer Ernährung eine Unterversorgung mit Kalzium, Eisen, Zink, Vitamin D und Vitamin B_{12} bestehen. Bedingt durch die einsetzende Menstruationsblutung muß besonders bei jungen Mädchen auf eine ausreichende Eisenzufuhr geachtet werden.

Aus *ernährungsphysiologischer Sicht* kann festgestellt werden, daß eine vielseitig zusammengestellte, vollwertige lakto-(ovo-)vegetarische Kostform nicht nur für Erwachsene geeignet und günstig ist, sondern auch den Nahrungsenergie- und Nährstoffbedarf in allen Entwicklungsphasen von Kindern und Jugendlichen deckt. Eine vegane Ernährung dagegen kann Risiken hinsichtlich der Nährstoffversorgung bergen. Um Schäden durch eine mangelhafte Nährstoffversorgung auszuschließen, ist ein umfangreiches Ernährungswissen der Eltern wichtig.

3. Vegetarische Ernährung von älteren Menschen

Beim älteren Menschen finden zahlreiche Stoffwechselveränderungen statt, die sich deutlich auf den Nahrungsenergie- und weniger auf den Nährstoffbedarf auswirken.

So nimmt die fettfreie Körpermasse (Muskulatur, Organe, Skelett) zugunsten des Fettgewebes ab, wobei das Körpergewicht allerdings nahezu konstant bleibt. Die Verlangsamung der meisten Stoffwechselprozesse spiegelt sich in einem geringeren Grundumsatz wider. Durch die eingeschränkte Leistungsfähigkeit im Alter reduziert sich auch der Leistungsumsatz, so daß für ältere Menschen eine geringere Nahrungsenergiezufuhr (etwa 200–300 kcal weniger pro Tag) erforderlich ist.

Dabei sollten die für Erwachsene im mittleren Alter geltenden Relationen der Hauptnährstoffe in etwa beibehalten werden, lediglich für Protein besteht, beispielsweise aufgrund höherer Erkrankungshäufigkeit, möglicherweise ein geringfügig höherer Bedarf. In der Praxis ist allerdings auch bei älteren Menschen eine deutlich über den Empfehlungen liegende Zufuhr an Protein und Fett zu verzeichnen.

Der Bedarf an nichtenergieliefernden Nährstoffen wie Vitaminen und Mineralstoffen ist anders als bei der Nahrungsenergie unverändert. Eine unzureichende Nährstoffversorgung ist meist nicht auf eine schlechtere Resorption des älteren Organismus zurückzuführen, sondern auf eine ungenügende alimentäre Zufuhr (Ausnahme: Vitamin B_{12}). Weitere Einflußfaktoren können die Einnahme von Medikamenten sowie der Konsum von Alkohol und anderen Genußmitteln sein.

Ältere Menschen weisen oft einen geringen Verzehr von frischem Obst und Gemüse auf. Ursachen hierfür können die Bevorzugung von gekochter Nahrung, insbesondere bei Kaubeschwerden, sowie der unzureichende Zugang zu Frischkost aufgrund eingeschränkter Mobilität sein. Kritische Nährstoffe sind daher in erster Linie die in frischen pflanzlichen Lebensmitteln enthaltenen hitzelabilen Vitamine C, β-Carotin (Pro-Vitamin A) und Folsäure.

Die Vitamin-D-Versorgung kann bei älteren Menschen insbesondere während der sonnenarmen Wintermonate kritisch sein. Gerade im Alter sollte auf einen ausreichenden Aufenthalt im Freien geachtet werden, um die Eigensynthese von Vitamin D sicherzustellen.

Die im Alter häufig vorkommenden Knochenfrakturen sind ein markantes Gesundheitsproblem. Ursachen hierfür sind Osteoporose (Abbau der Knochensubstanz) sowie Osteomalazie (Vitamin-D-Mangel-bedingte Kalziumauslagerung aus dem Knochen), wobei die erstgenannte Erkrankung häufiger ältere Menschen, insbesondere Frauen, betrifft (Kap. IX). Die Zufuhr von Kalzium als wesentlichem Substanzbestandteil der Knochenmatrix hat allerdings im Alter nur noch einen geringen Einfluß auf Ausbruch und Verlauf der Osteoporose. Ausschlaggebend ist vielmehr eine ausreichende Kalziumzufuhr während der ersten drei Lebensjahrzehnte, denn in dieser

Zeitspanne wird die maximal erreichbare Knochenmasse gebildet.

Aus *ernährungsphysiologischer Sicht* kann eine gut zusammengestellte lakto-(ovo-)vegetarische Ernährung mit hoher Nährstoffdichte auch ältere Menschen optimal mit den erforderlichen Nährstoffen versorgen. Besonders geachtet werden sollte dabei auf den täglichen Verzehr von frischem Obst und Gemüse, um auch kritische Nährstoffe wie Vitamin C, β-Carotin (Pro-Vitamin A) und Folsäure in ausreichendem Maße aufzunehmen.

IX. Einfluß vegetarischer Kostformen auf ernährungsabhängige Erkrankungen

„Damit es komme nicht zum Knaxe,
erfand der Mensch die Prophylaxe.
Doch lieber beugt der Mensch, der Tor,
sich vor der Krankheit, als ihr vor."
Eugen Roth
(Schriftsteller, Deutschland, 1895–1976)

Als Ursache einer Reihe von Krankheiten kommen direkt oder indirekt Ernährungsfaktoren in Frage. In diesem Zusammenhang werden vielfach vegetarische Kostformen als Ernährungsweisen diskutiert, die geeignet erscheinen, prophylaktisch bzw. therapeutisch auf diese Erkrankungen einzuwirken. Zahlreiche Studien haben diese Einflüsse untersucht.

1. Übergewicht

Eine der verbreitetsten Erkrankungen in modernen Industrieländern ist Übergewicht. In Deutschland gilt jeder zweite Erwachsene als übergewichtig, Frauen wie Männer gleichermaßen, wobei die Häufigkeit mit zunehmendem Alter ansteigt.

Übergewicht gilt als Risikofaktor für viele weitere Erkrankungen:

- Diabetes mellitus
- Hypercholesterinämie
- Hypertriglyceridämie
- Atherosklerose
- Hypertonie
- Gicht
- Erkrankungen des Skelett- und Bewegungsapparates.

Übergewicht ist in erster Linie auf die Zunahme des Fettgewebes zurückzuführen. Ursachen hierfür sind maßgeblich eine langfristige Überernährung, die mehr Nahrungsenergie zuführt als der Körper verbraucht, sowie Bewegungsmangel. Es ist allerdings unbestritten, daß auch genetische Faktoren eine Rolle beim Erkrankungsrisiko spielen. Ihr Anteil wird auf etwa 30 % geschätzt.

Zur Beurteilung des Risikos für Übergewicht findet der Body Mass Index (BMI) Anwendung. Der BMI errechnet sich nach der Formel BMI = Körpergewicht in kg/(Körpergröße in m)^2 und macht Aussagen zum relativen Körpergewicht, das die höchste Lebenserwartung verspricht (Tab. 10)

Tab. 10: Bewertung des BMI nach der höchsten Lebenserwartung
(*Leitzmann* und *Hahn*, 1996, S. 261)

Klassifikation	BMI (kg/m^2)	
	Männer	Frauen
Untergewicht	< 20	< 19
Normalgewicht	20–25	19–24
Übergewicht	25–30	24–30
Adipositas	30–40	30–40
massive Adipositas	> 40	> 40

Viele Studien haben gezeigt, daß *Vegetarier* seltener an Übergewicht leiden als Mischköstler. Dies ist zum einen auf die vegetarische Kost an sich zurückzuführen, die zumeist weniger Gesamtfett sowie einen hohen Anteil an komplexen Kohlenhydraten und Ballaststoffen und damit eine niedrigere Nahrungsenergiedichte als eine übliche Mischkost aufweist. Zum anderen haben Vegetarier oft eine gesundheitsbewußtere Lebenseinstellung als Mischköstler, die sich in einer intensiven Auseinandersetzung mit dem eigenen Ernährungsverhalten äußert. Weitere Faktoren sind ein, im Vergleich zur Durchschnittsbevölkerung, geringerer Alkoholkonsum sowie das häufigere und regelmäßigere Betreiben von Sport.

Eine vegetarische Kost mit vollwertigen Lebensmitteln kann demnach nicht nur die Entstehung von Übergewicht verhindern, sondern auch eine geeignete therapeutische Ernährungsform darstellen, um Übergewicht abzubauen.

2. Atherosklerose und Herz-Kreislauf-Erkrankungen

Herz-Kreislauf-Erkrankungen stehen in Deutschland, wie auch in vielen anderen Industrieländern, mit etwa 50 % Anteil an allen Todesursachen an der Spitze der Sterbestatistiken. Zu diesen kardiovaskulären Erkrankungen zählen:

- Herzinfarkt
- Herzinsuffizienz
- Angina pectoris
- Gehirninfarkt
- periphere arterielle Verschlußkrankheit.

Die Entstehung dieser Erkrankungen infolge einer Minderdurchblutung der Blutgefäße ist auf atherosklerotische Prozesse zurückzuführen. Die Atherosklerose ist durch Ablagerungsherde von Lipiden, komplexen Kohlenhydraten, Blutbestandteilen (v. a. Thrombocyten) sowie Kalk an der Gefäßinnenwand gekennzeichnet, woraus sich schließlich fibröse Plaques entwickeln.

Die Ursachen für die Entstehung von Atherosklerose sind multifaktoriell. Primäre Risikofaktoren sind Rauchen, Hypercholesterinämie und arterielle Hypertonie. Zu den sekundären Risikofaktoren zählen erhöhte Bluttriglyceridwerte, Übergewicht, Diabetes mellitus, Bewegungsmangel, chronischer Streß und die Einnahme hormoneller Kontrazeptiva. Auf einige dieser Faktoren hat die Ernährung einen deutlichen Einfluß.

Vegetarier weisen generell ein größeres Gesundheitsbewußtsein auf. Sie rauchen deutlich seltener als Mischköstler, treiben dafür aber häufiger und regelmäßiger Sport. Die überdurchschnittliche Anwendung von Entspannungstechniken wie beispielsweise dem Autogenen Training führt zu Streßbewältigung und -abbau.

Die Blutfettwerte von Vegetariern sind insgesamt günstiger als bei Mischköstlern. Geringere Gesamt-Cholesterinwerte im Blut, ein günstigeres Verhältnis von HDL- zu LDL-Cholesterin sowie geringere Bluttriglyceridwerte reduzieren das Risiko atherosklerotischer Prozesse. Diese protektiven Blutfettwerte sind direkt auf die vegetarische Ernährung zurückzuführen. Im Vergleich zu fleischhaltiger Mischkost ist eine vegetarische

Kost fett- und cholesterinärmer, ballaststoffreicher und durch einen höheren P/S-Quotienten gekennzeichnet, also durch ein günstigeres Verhältnis von mehrfach ungesättigten zu gesättigten Fettsäuren. Mehrfach ungesättigte Fettsäuren sollen eine Senkung des LDL-Cholesterins, des Gesamt-Cholesterins sowie eine verminderte Aggregationsneigung der Thrombocyten bewirken.

3. Hypertonie (Bluthochdruck)

Hypertonie gilt als primärer Risikofaktor für die Entstehung von kardiovaskulären Erkrankungen und betrifft in Deutschland etwa 10–20 % der Bevölkerung. Als Hypertonie bezeichnet man einen systolischen Blutdruck von > 140 mm Hg und einen diastolischen Blutdruck von > 90 mm Hg. Der Bluthochdruck äußert sich in Symptomen wie Kopfschmerzen, Schwindel, Müdigkeit, Herzbeschwerden, Sehstörungen und Konzentrationsschwäche.

Vegetarier haben meist niedrigere systolische und diastolische Blutdruckwerte als Mischköstler. Untersuchungen haben gezeigt, daß verschiedene Faktoren vegetarischer Ernährungsformen wie eine hohe Ballaststoffaufnahme und eine niedrige Zufuhr an gesättigten Fettsäuren einem Blutdruckanstieg entgegenwirken. Da die Regulation des Blutdrucks sehr komplexen Regelmechanismen unterworfen ist, muß jedoch die gesamte Lebensweise von Vegetariern für ihre normalen Blutdruckwerte verantwortlich gemacht werden.

4. Diabetes mellitus

Der Diabetes mellitus ist eine weitverbreitete Stoffwechselerkrankung, die auf einem absoluten oder relativen Mangel an Insulin beruht. Das Hormon Insulin ist elementar für die Aufnahme von Glucose aus dem Blut in die Zellen. Während beim Diabetes Typ I („Jugenddiabetes", insulinabhängig) durch eine Zerstörung der insulinbildenden Zellen des Pankreas kein Insulin mehr gebildet wird, ist der Diabetes Typ II („Altersdiabetes", nicht insulinabhängig) durch eine Störung der Insulinrezeptoren auf den Zellmembranen oder eine verminderte Insulinsekretion gekennzeichnet.

In der Therapie des Diabetes mellitus sind vor allem größere Schwankungen des Blutglucosespiegels durch diätetische Maßnahmen zu vermeiden, wobei Patienten des Typs I lebenslang auf die Verabreichung von Insulin angewiesen sind. Der Typ II ist durch eine geeignete Ernährung relativ gut zu beeinflussen.

Um eine gleichmäßige Abgabe von Kohlenhydraten ins Blut zu erreichen, bieten sich Lebensmittel an, die komplexe Kohlenhydrate enthalten, beispielsweise Vollkornprodukte. Eine hohe Ballaststoffaufnahme sorgt ebenfalls für eine verzögerte Freisetzung der Nährstoffe und damit auch für eine verzögerte Glucoseresorption. Durch diese Maßnahmen steigt der Blutglucosespiegel langsamer an, und die Insulinsensitivität der peripheren Gewebe wird erhöht.

Unter *Vegetariern* ist der Diabetes mellitus weniger verbreitet als in der Durchschnittsbevölkerung. Wesentliche Ursache dafür scheint das geringere Vorkommen von Übergewicht bei Vegetariern zu sein.

5. Gicht

Die Gicht ist eine durch Erbfaktoren beeinflußte, chronisch verlaufende Stoffwechselstörung, die etwa 5 % der Bevölkerung in den Industrieländern betrifft, wobei Männer etwa 7–10mal häufiger erkranken als Frauen. Bei der Gicht kommt es zu erhöhten Harnsäurespiegeln und schmerzhaften Ablagerungen von Harnsäurekristallen in den Gelenken.

Neben der genetischen Disposition ist das Auftreten der Gicht stark auf das Ernährungsverhalten zurückzuführen. Überernährung, Bewegungsmangel, Alkohol und eine hohe Purinzufuhr, z.B. durch hohen Fleischverzehr, sind Risikofaktoren für die Gicht. Dies scheint auch die Tatsache zu bestätigen, daß es in Not- und Kriegszeiten nur selten zu der Erkrankung gekommen ist, während die Häufigkeit mit zunehmendem Wohlstand nach dem Zweiten Weltkrieg stark angestiegen ist.

Vegetarier sind seltener als Mischköstler von Hyperurikämie und Gicht betroffen. Das Meiden purinreicher tierischer Nahrungsmittel, der geringe Konsum von Alkohol, die bedarfsgerechte Nahrungsenergiezufuhr sowie sportliche Aktivitäten tragen zu niedrigeren Harnsäurewerten bei. Aber auch Vegetarier können über pflanzliche Nahrungsmittel (z. B. Hülsenfrüchte) viel Purine aufnehmen. Durch die alkalisierende Wirkung pflanzlicher Kost kann jedoch die renale Ausscheidung der Harnsäure gefördert werden, während es bei einer fleischreichen Kost zu einer Urinansäuerung kommt, die möglicherweise eine verstärkte Reabsorption der Harnsäure zur Folge hat.

6. Osteoporose

Die Osteoporose ist eine Knochenerkrankung, die vor allem bei Frauen nach der Menopause auftritt und die durch einen zunehmenden Verlust an Knochensubstanz gekennzeichnet ist. Etwa 6 % der Bevölkerung sind davon betroffen. Sowohl der anorganische Anteil des Knochens (Mineralsalze) als auch die organische Grundsubstanz werden abgebaut, so daß die gesamte Knochenstruktur geschwächt wird und das Risiko für Knochenbrüche ansteigt. Die gesteigerte Frakturanfälligkeit zeigt sich vor allem an den Wirbeln, den Oberschenkelknochen und den Rippen. Aber auch ohne Brüche kann die Erkrankung den Betroffenen starke Schmerzen bereiten.

Entscheidender Faktor für den Ausbruch der Osteoporose ist die während der ersten drei Lebensjahrzehnte angesammelte Knochenmasse. Der Knochen ist als stoffwechselaktives Organ lebenslangen Auf- und Abbauprozessen unterworfen. Erst ab dem 30.–35. Lebensjahr überwiegen die Abbauprozesse, so daß es kontinuierlich zu Nettoverlusten an Knochenmasse kommt. Konnte in den ersten drei Lebensjahrzehnten eine große Menge an Kalziumapatit in den Knochen eingelagert werden, dauert es bei gleicher Abbaugeschwindigkeit länger, bis eine kritische, frakturgefährdete Knochendichte erreicht wird. Eine ausreichende Kalzium- und Vitamin-D-Zufuhr während der Jahre des Knochenzuwachses ist daher äußerst wichtig. Aber auch postmenopausal kann eine zu geringe Kalziumversorgung die Osteoporose beschleunigen.

Vegetarierinnen wiesen in Untersuchungen günstigere Werte als Mischköstlerinnen hinsichtlich des Verlustes an Knochenmasse auf. Dies ist bei lakto-(ovo-)vegetarischen Kostformen auf die teilweise hohen Kalziumgehalte und die ebenfalls als günstig erachteten niedrigen Phosphatgehalte der Nahrung zurückzuführen. Außerdem nehmen Vegetarierinnen im Vergleich zu Mischköstlerinnen zumeist geringere Mengen an tierischem Protein auf, was einen kalziumsparenden Effekt zur Folge hat. Dies mag teilweise erklären, warum Veganerinnen trotz ihrer geringeren Kalziumaufnahme keine höhere Anfälligkeit für Osteoporose aufweisen. Die Entwicklung der Knochenmasse von Veganerinnen entspricht etwa der von Mischköstlerinnen.

7. Zahnkaries

Karies ist eine direkt ernährungsabhängige Erkrankung und bezeichnet einen progressiven Zerstörungsprozeß des Zahnes, der am Zahnschmelz beginnt und sich über Dentin und Pulpa fortsetzt. Etwa 99 % der erwachsenen Bevölkerung sind von Karies betroffen, so daß diese Erkrankung als die häufigste ernährungsbedingte Erkrankung überhaupt gilt.

Hauptverursacher der Karies sind Mikroorganismen, die einen mikrobiellen Film, die sogenannten Plaques, auf dem Zahn bilden. Die Entstehung der Plaques wird durch eine ständige Substratzufuhr, unzureichende Zahn- und Mundhygiene sowie eine lange Verweildauer kariogener, leicht vergärbarer Kohlenhydrate gefördert.

Das Kohlenhydrat mit dem höchsten kariogenen Potential ist die Saccharose, gefolgt von Glucose und Fructose. Honig enthält zwar nur etwa 1 % Saccharose und zu etwa 70 % Invertzucker (Glucose und Fructose), ist aber aufgrund seiner Klebrigkeit noch wirkungsvoller an der Entstehung von kariösen Läsionen beteiligt. Komplexe Kohlenhydrate wie Stärke sind hingegen wenig bis gar nicht kariogen, da sie durch die Mikroorganismen praktisch nicht abgebaut werden können.

Anders als bei den meisten anderen ernährungsabhängigen Erkrankungen hat eine *vegetarische Ernährung* offensichtlich keinen protektiven Einfluß auf die Entstehung von Zahnkaries. Zwar verzehren Vegetarier teilweise geringere Mengen an Süßigkeiten, kompensieren diese Einsparung aber durch einen höheren Verzehr an Trockenfrüchten, Honig, Fruchtschnitten, Fruchtsäften usw., die teilweise erhebliche Mengen an leicht fermentierbaren Kohlenhydraten enthalten.

8. Krebs

Nach den Erkrankungen des Herz-Kreislauf-Systems stellen bösartige Tumoren die zweithäufigste Todesursache in westlichen Industrieländern dar. Die häufigsten Krebsarten sind bei Männern das Bronchialkarzinom und bei Frauen der Brustkrebs. Bei beiden Geschlechtern folgen an zweiter Stelle Tumore des Kolons (Dickdarm und Mastdarm).

Jede Zelle trägt in ihrer DNA auch Gene, die Informationen zur Umwandlung in eine Krebszelle enthalten. Durch die sogenannte *Initiation* gelangen diese Gene zur Expression. Dieser Vorgang wiederholt sich im Organismus tagtäglich vielfach. Normalerweise werden die betroffenen Zellen durch das Immunsystem erkannt und eliminiert. Als Initiatoren kommen verschiedene Karzinogene in Frage, beispielsweise UV-Strahlung, polyzyklische chlorierte Kohlenwasserstoffe, Nitrosamine oder auch Viren. Theoretisch genügt ein einzelnes karzinogenes Molekül zur Krebsentstehung, denn eine unschädliche Dosis gibt es nicht, da jede einzelne entartete Zelle zur Krebsentstehung führen kann.

In der *Promotion* werden einzelne genetisch veränderte Zellen nicht eliminiert und gelangen zur Zellteilung. Für das Immunsystem ist es nun viel schwieriger, die betroffenen Zellen unschädlich zu machen. Die Promotion kann durch Promotoren wie z. B. Dioxin, sekundäre Gallensäuren und

Östrogene beschleunigt werden. Diese Substanzen haben keine direkte erbgutverändernde Wirkung, beeinflussen aber die Teilung der entarteten Zelle(n).

Schließlich kommt es zur *Progression*, dem starken Wachstum des tumorösen Zellverbandes bis zur Manifestation von Krebs. Insbesondere sich schnell und häufig teilende Gewebe wie Haut, Darmschleimhaut, Hoden und Uterus lassen dem Immunsystem nur geringe Chancen, genetisch veränderte Zellen zu eliminieren und die Krebsentstehung zu verhindern.

Wie keine andere Erkrankung ist Krebs multikausal bedingt. Zahlreiche endogene Faktoren wie genetische Disposition und Alter sowie exogene Faktoren wie Wasser, Luft, Ernährung, Konsum von Alkohol, Tabak und Medikamenten, Strahlenbelastung und berufliche Exposition haben möglicherweise einen Einfluß auf die Entstehung von bösartigen Tumoren, so daß die gesamten Lebensumstände eines Menschen in Betracht gezogen werden müssen.

Keiner der Einflußfaktoren sollte isoliert betrachtet werden. Die meisten dieser Faktoren können jedoch gezielt beeinflußt werden, beispielsweise das Rauchen und die Ernährung.

Zwar ist es auch bei der Ernährung nicht möglich, eine eindeutige Ursache-Wirkung-Kette hinsichtlich der Entstehung von Krebs aufzuzeigen. Zahlreiche epidemiologische Studien weisen aber darauf hin, daß bestimmte, in der Ernährung begründete Faktoren das Risiko für bestimmte bösartige Tumoren positiv oder negativ beeinflussen können. So hat sich in Untersuchungen gezeigt, daß durch eine geeignete Nahrungsmittelauswahl das Kolon- und Magenkrebsrisiko um 90 %, das Brustkrebsrisiko um 50 % und eine Reihe anderer Krebsarten um mindestens 20 % gesenkt werden konnte.

Der markante Anstieg von Dickdarmkrebs während der letzten drei Jahrzehnte in Japan hängt beispielsweise mit der Adaption westlicher Ernährungsmuster zusammen. In diesem Zeitraum wurde der Fettverzehr um das Dreifache und der Fleischverzehr um das Neunfache gesteigert, während der Reisverzehr um ein Drittel abgenommen hat. Studien aus anderen Ländern bestätigen diese Zusammenhänge.

Kolonkarzinome gehören in den Industrieländern zu den häufigsten und zahlenmäßig zunehmenden Tumoren. Zu den ernährungsbedingten Risikofaktoren für die Entstehung von Dickdarmkrebs zählen ein hoher Fleisch- und damit auch ein dauerhaft hoher Fettverzehr, ein hoher Anteil an gesättigten Fettsäuren, eine hyperkalorische Ernährung, ein hoher Alkoholkonsum sowie eine ballaststoffarme Kost. Als protektiv wird der häufige Verzehr von Obst und Gemüse als Trägern von bioaktiven Substanzen (Seite 78), Vitaminen und Mineralstoffen betrachtet, die u. a. durch antioxidative Wirkungsmechanismen die Integrität der Zellen unterstützen.

Zahlreiche epidemiologische Studien belegen, daß *Vegetarier* seltener als die Durchschnittsbevölkerung an bösartigen Tumoren erkranken bzw. daran sterben. Dies trifft insbesondere für Dickdarm-, Magen- und Lungenkarzinome zu. Eine vegetarische Ernährung ist in der Regel reich an antikanzerogenen Substanzen wie Ballaststoffen, verschiedenen sekundären Pflanzenstoffen, antioxidativen Vitaminen und Milchsäurebakterien. Die Gesamtfettzufuhr ist bei Vegetariern ebenfalls niedriger als bei Mischköstlern, und der Anteil mehrfach ungesättigter Fettsäuren liegt deutlich über dem der üblichen Ernährung. Vegetarier haben seltener Übergewicht und führen eine insgesamt gesundheitsbewußtere Lebensweise als die Durchschnittsbevölkerung, was sich in deutlich geringerem Tabak- und Alkoholkonsum sowie regelmäßiger körperlicher Betätigung äußert.

X. Lebenserwartung von Vegetariern

„Wer alt werden will,
muß jung damit anfangen."

Es gibt zahlreiche Hinweise darauf, daß die Entstehung verschiedener Zivilisationskrankheiten in unterschiedlichem Ausmaß mit der Ernährung zusammenhängt. Darüber hinaus stellt sich die Frage, ob die Ernährung, insbesondere vegetarische Kostformen, auch einen Einfluß auf die Lebenserwartung haben. Zwar ist es statistisch erwiesen, daß neben genetischen Faktoren die Lebensführung und die Ernährung entscheidend auf die Lebenserwartung einwirken. Daraus kann der einzelne allerdings keine Garantie ableiten, durch gesundheitsbewußtes Verhalten auch ein hohes Alter zu erreichen.

Die Lebenserwartung in den Industrieländern stieg während der letzten Jahrzehnte kontinuierlich an. Dieser Anstieg ist auf die verminderte Säuglings- und Kindersterblichkeit sowie eine verbesserte medizinische Versorgung der Bevölkerung durch Fortschritte im hygienischen, diagnostischen und therapeutischen Bereich zurückzuführen. Auch die im Vergleich zur beginnenden Industrialisierung stetige Erleichterung der Arbeitsbedingungen sowie das Fehlen von Notzeiten mit chronischer Unterernährung haben dazu beigetragen, daß das durchschnittliche Lebensalter in Deutschland heute für Frauen bei 80 Jahren und für Männer bei 74,5 Jahren liegt.

Andererseits sind die heutigen Lebensumstände potentiell in der Lage, die Lebenserwartung zu verringern. Überernährung, hoher Alkoholkonsum, mangelnde Bewegung sowie Umweltschadstoffe bergen vielfältige Risiken für die Entstehung von Zivilisationskrankheiten. Übergewicht, Herz-Kreislauf-Erkrankungen, Hypertonie, Fettstoffwechselstörungen, Atherosklerose, Gicht und Krebs sind wesentlich in der Ernährungsweise begründet, mindern die Lebensqualität und verkürzen die individuelle Lebenserwartung.

Vegetarische Kostformen sind in der Lage, viele dieser Risikofaktoren zu minimieren, und haben somit auch einen Einfluß auf die Lebenserwartung. Auch hier sind keine prospektiven Aussagen für Individuen möglich, wohl aber für Kollektive. Verschiedene epidemiologische Studien haben über Jahre hinweg die Mortalitätsraten von Vegetariern mit denen der Durchschnittsbevölkerung verglichen. Die Ergebnisse zeigen, daß Vegetarier signifikant seltener von chronischen, degenerativen Erkrankungen betroffen sind als die nicht-vegetarischen Vergleichsgruppen. Ebenso war die Mortalität der Vegetarier an diesen Krankheiten mit teilweise 50 % deutlich niedriger. Diese Mortalitätsraten sind insbesondere auf die geringeren Todesfallraten durch kardiovaskuläre Erkrankungen, unterschiedliche Krebsformen und Erkrankungen des Respirations- sowie des Verdauungstrakts zurückzuführen.

Daraus kann allerdings nicht ohne weiteres gefolgert werden, daß eine vegetarische Ernährung zu einer Lebensverlängerung führt, denn Vegetarier verhalten sich auch in vielen anderen Lebensbereichen gesundheitsbewußter als die Durchschnittsbevölkerung. Dennoch zeigte sich, daß auch unter Berücksichtigung zahlreicher anderer Parameter wie weitgehendes Meiden von Tabak, hohe körperliche Aktivität und geringer BMI (Body Mass Index) die vegetarische Ernährung einen erheblichen Einfluß auf die Lebenserwartung hat.

Von Bedeutung ist auch die Dauer der vegetarischen Lebensweise. Je länger sich eine Person vegetarisch ernährt, um so geringer ist das Langzeitrisiko für ernährungsbedingte Erkrankungen, und desto größer ist die Chance, länger zu leben.

Eine Kost, die durch eine geringe Fettzufuhr charakterisiert ist, aber dafür reich an Ballaststoffen, mehrfach ungesättigten Fettsäuren und komplexen Kohlenhydraten ist, reduziert das Risiko für viele Zivilisationserkrankungen. Dennoch muß die Lebenserwartung eines Individuums immer im Kontext seiner gesamten Lebenssituation gesehen werden, die durch zahlreiche endogene (z. B. genetische Disposition) und exogene Faktoren (z. B. Umweltschadstoffe) beeinflußt wird.

Statistisch gesehen ist die Lebenserwartung der Vegetarier nur etwa ein Jahr länger, bei deutlich höherer Lebensqualität.

XI. Schlußbemerkungen

„Auch Vegetarier beißen nicht gerne ins Gras."

Der Vegetarismus ist ein vielschichtiges Phänomen, das nicht mit wenigen Worten zu beschreiben ist. Vor wenigen Jahren noch wurden Menschen, die eine vegetarische Lebensweise praktizierten, belächelt und als „Sektierer" abgetan. Vegetarier galten als kränklich, schwach und mangelernährt. Eine Ernährung ohne Fleisch bzw. ohne tierisches Protein wurde gerade von der Wissenschaft als undurchführbar erachtet. Die Tatsache, daß sich Menschen aus scheinbar sentimentaler Tierliebe heraus den vermeintlichen Zwang auferlegen, auf Fleisch und Fisch zu verzichten, erweckte das Mißtrauen vieler.

Mittlerweile stellt sich die Situation anders dar. Schätzungsweise sechs Millionen Vegetarier gibt es in Deutschland, Tendenz steigend, insbesondere bei jungen Leuten. Viele Prominente aus Sport, Kunst und Politik bekennen sich zur vegetarischen Ernährung. Der Boom vegetarischer Kochbücher sowie zahlreiche Gesundheitsbeiträge, Kochrezepte und vegetarische Diäten in den Publikumszeitschriften dokumentieren, daß sich breite Teile der Gesellschaft für vegetarische Ernährungsformen interessieren.

Auch die Wissenschaft trägt diesem wachsenden Interesse und Informationsbedürfnis Rechnung. Zahlreiche Studien haben in der jüngsten Vergangenheit die Vor- und Nachteile vegetarischer Kostformen untersucht. Dabei hat sich deutlich gezeigt, daß eine gut zusammengestellte vegetarische Ernährung nicht nur für eine optimale Versorgung mit allen lebensnotwendigen Nährstoffen sorgt, sondern in erheblichem Maße dazu beitragen kann, ernährungsbedingten Erkrankungen wie Übergewicht, Atherosklerose, Herz-Kreislauf-Erkrankungen, Hypertonie, Gicht und verschiedenen Krebserkrankungen vorzubeugen. Mittlerweile wird von ernährungswissenschaftlicher und medizinischer Seite aus gesundheitsprophylaktischen

Gründen eine ausgewogene lakto-(ovo-)vegetarische Ernährung sogar ausdrücklich empfohlen.

Doch der Vegetarismus als Erscheinungsform läßt sich nicht auf die Ernährung reduzieren. Bei Menschen, die eine vegetarische Ernährung praktizieren, ist zumeist die gesamte Lebensweise von Überlegungen, Einstellungen und Verhaltensweisen durchdrungen, die sich von denen der Durchschnittsbevölkerung unterscheiden. Dabei sind die primären Beweggründe der meisten Vegetarier keineswegs gesundheitlicher Natur.

Das mit Abstand am häufigsten genannte Motiv, den Verzehr von Fleisch und Fisch zu meiden, ist die ethische Überzeugung der Befragten. Die überwiegende Mehrheit der Vegetarier wollte nicht mehr länger hinnehmen, daß für sie Tiere gequält und getötet werden. Die zunehmende Aufklärung über die tatsächlichen Zustände bei Aufzucht, Mast, Transport und Schlachtung unserer „Nutztiere" brachte viele ehemalige Fleischesser zu der Entscheidung, in Zukunft alle Nahrungsmittel von getöteten Tieren zu meiden.

Veganer gehen noch einen Schritt weiter. Da sie jede Nutzung von Tieren durch den Menschen als Ausbeutung von Schwächeren betrachten und beispielsweise die Herstellung von Milch und Leder eng verknüpft mit der Fleischproduktion sehen, vermeiden sie alle Nahrungsmittel und Konsumgüter, die von Tieren stammen. Bei den meisten Veganern kommen zu den ethischen Motiven noch politische Argumente. Sie fordern unabhängige Rechte für Tiere ein, die von der menschlichen Willkür nicht beeinflußt werden sollen, zum Beispiel das Recht auf körperliches und seelisches Wohlbefinden sowie auf Unversehrtheit, das bislang nur dem Menschen zugestanden wird.

Viele Denker der Antike und späterer Jahrhunderte beschäftigten sich mit dem Töten von Tieren zur Nahrungsgewinnung. So gilt der Philosoph Pythagoras als Begründer des modernen Vegetarismus (Griechenland, 570–500 v. Chr.), der mit seinen Gedanken und Lehren viele Zeitgenossen, aber auch Gelehrte nach ihm beeinflußte.

Auch in vielen Religionen finden sich Leitsätze, die sich mit dem Verhältnis von Mensch und Tier beschäftigen. Vor allem die alten Weltreligionen wie der Hinduismus und der Buddhismus sind in ihren Lehren konsequente Vertreter des Vegetarismus. Der Kreislauf von Seelenwanderung und Wiedergeburt sowie das Prinzip der Ehrfurcht vor dem Leben in allen seinen Erscheinungsformen und Schattierungen sind die entscheidenden Beweggründe, den Verzehr von getöteten Tieren abzulehnen.

Die Unterernährung in den sogenannten Entwicklungsländern, Futtermittelimporte sowie Umweltzerstörung durch Intensiv- und Massentierhaltung werden ebenfalls als Argumente für eine vegetarische Lebensweise diskutiert.

Die Entscheidung des Menschen, den Verzehr von Fleisch und Fisch zu meiden, war immer intellektueller, niemals biologischer Natur. Dennoch wird auch aus der Entwicklungsgeschichte des Menschen deutlich, daß sich dieser während des weitaus größten Teils seiner Entstehungsgeschichte überwiegend pflanzlich ernährt hat. Auch aus diesem Grunde müßten unsere Vorfahren korrekterweise nicht als „Jäger und Sammler", sondern als „Sammler und Jäger" bezeichnet werden. Die über Jahrmillionen hinweg praktizierte pflanzenbetonte Ernährung, die hauptsächlich durch das vorhandene Nahrungsangebot bestimmt wurde, hat sich in anatomischen und physiologischen Merkmalen niedergeschlagen, die auch den Körper des heutigen Menschen prägen.

Mit dem Beginn der Industrialisierung setzte eine radikale Veränderung des Nahrungsmittelangebots und damit auch der Ernährungsgewohnheiten ein. Die vorher überwiegend pflanzliche, kohlenhydrat- und ballaststoffreiche Kost wurde durch eine Ernährungsweise ersetzt, die durch hohe Anteile an Fett und Protein, insbesondere tierischer Herkunft, stark verarbeitete Lebensmittel und eine hohe Nahrungsenergiedichte charakterisiert ist. Eine genetische Anpassung an diese Veränderungen war in dem menschheitsgeschichtlich unbedeutenden Zeitraum von lediglich etwa 200 Jahren nicht möglich.

In Folge dieser drastischen Änderung der Ernährungsgewohnheiten kam es zur vermehrten Entstehung vieler Zivilisationskrankheiten, die heute nicht nur den einzelnen Menschen, sondern auch unser gesamtes Gesundheitssystem in bisher nicht gekanntem Ausmaß belasten. Herz-Kreislauf-Erkrankungen und Krebs stehen seit vielen Jahren an der Spitze der Todesfallstatistik. Zahlreiche wissenschaftliche Untersuchungen haben die Zusammenhänge zwischen diesen Erkrankungen und der gesamten Lebensweise aufgezeigt. Dabei spielt die Ernährung eine entscheidende Rolle.

Viele alternative Ernährungsformen entstanden im Rahmen der Lebensreform-Bewegung in den Anfangsjahren der Industrialisierung, als sich die ersten negativen Auswirkungen der veränderten Ernährungsbedingungen zeigten. Einige Begründer alternativer Kostformen waren selbst von Krankheiten betroffen und führten ihre Genesung auf eine radikal geänderte Ernährungsweise zurück. Einige der alternativen Ernährungsformen sind gänzlich vegetarisch ausgelegt, die meisten verwenden in ihrer Nahrungsmittelauswahl zum überwiegenden Teil pflanzliche Lebensmittel.

Fast alle alternativen Ernährungsformen setzen sich auch mit der Frage nach der artgerechten Ernährung des Menschen auseinander. Als artgerecht kann eine Kostform bezeichnet werden, die dazu in der Lage ist, den Nährstoffbedarf zu decken sowie Gesundheit und Leistungsfähigkeit des Menschen zu erhalten. Daraus wird klar, daß es *die* artgerechte Ernährung nicht geben kann, denn sie ist in starkem Maße von der jeweiligen Lebensregion, in der der Mensch lebt, abhängig. Aus dem Wissen um die Entwicklungsgeschichte der Ernährung des Menschen kann man heute jedoch sagen, daß – abgesehen von Extremregionen wie z. B. dem Polarkreis – für die allermeisten Menschen eine *überwiegend pflanzliche, wenig verarbeitete Kost als artgerecht bezeichnet werden kann.*

Eine gut zusammengestellte, abwechslungsreiche vegetarische Ernährung ist folglich dazu geeignet, die artgerechten Ernährungsbedürfnisse des Menschen in optimaler Weise zu befriedigen. Dies hat die Wissenschaft in zahlreichen Untersuchungen bestätigt. Auf der anderen Seite bergen vegetarische Kostformen mit deutlich eingeschränkter Nahrungsmittelauswahl, wie etwa die vegane Ernährung, auch das potentielle Risiko einer unzureichenden Versorgung mit verschiedenen Nährstoffen. Um Mängel zu vermeiden, sind hier eine besonders sorgfältige Lebensmittelzusammenstellung sowie ein ausgeprägtes Ernährungswissen angezeigt.

Danksagung

Der Autor bedankt sich bei Herrn Dr. oec. troph. Markus Keller, Gießen, und bei Herrn Professor Dr. oec. troph. Andreas Hahn, Hannover, für die Unterstützung bei der Erstellung des Manuskriptes. Dank gilt auch der Stoll VITA Stiftung, Waldshut, die seit Jahren unsere Arbeit für eine gesunderhaltende Ernährungs- und Lebensweise fördert.

Literaturverzeichnis

„Die Wissenschaft, sie ist und bleibt,
was einer ab vom anderen schreibt.
Doch trotzdem ist sie unbestritten,
immer weiter fort geschritten."

Eugen Roth
(Schriftsteller, Deutschland, 1895–1976)

Acuff, S.: Das Makrobiotische Gesundheitsbuch. Goldmann, München, 8. Aufl., 2004

American Dietetic Association, Dietitians of Canada: Position of the American Dietetic Association and Dietitians of Canada: Vegetarian diets. J Am Diet Assoc 103 (6), 748–65, 2003

Berkow, S. E., N. D. Bernard: Blood pressure regulation and vegetarian diets. Nutr Rev 63, 1–8, 2005

Bruker, M. O.: Unsere Nahrung – unser Schicksal. Emu, Lahnstein, 38. Aufl., 2004

Burger, G. C.: Die Rohkosttherapie. Heyne, München 1999

Cade, J. E., V. J. Burley, D. C. Greenwood: The UK Women's Cohort Study: comparison of vegetarians, fish-eaters and meat-eaters. Public Health Nutr 7 (7), 871–8, 2004

Campbell, T. C.: The China Study. Benbella Books, Dallas 2004

Casella, E. B., M. Valente, J. M. de Navarro, F. Kok: Vitamin B_{12} deficiency in infancy as a cause of developmental regression. Brain Dev 27 (8), 592–4, 2005

Chang-Claude, J., S. Hermann, U. Eilber, K. Steindorf: Lifestyle determinants and mortality in German vegetarians and health-conscious persons: results of a 21-year follow-up. Cancer Epidemiol Biomarkers 14 (4), 963–8, 2005

Chopra, D.: Die Körperseele. Grundlagen und praktische Übungen der indischen Medizin. Knaur, München 1993

Clements, K.: Vegan. Über die Ethik in der Ernährung und die Notwendigkeit eines Wandels. Echo Verlag, Göttingen, 3. Aufl., 2001

Davey, G. K., E. A. Spencer, P. N. Appleby, N. E. Allen, K. H. Knox, T. J. Key: EPIC-Oxford: lifestyle characteristics and nutrient intakes in a cohort of 33 883 meat-eaters and 31 546 non meat-eaters in the UK. Public Health Nutr 6 (3), 259–69, 2003

Diamond, H., M. Diamond: Fit fürs Leben, Fit for Life. Goldmann, München, 43. Aufl., 2003

DGE (Deutsche Gesellschaft für Ernährung), ÖGE und SGE: Referenzwerte für die Nährstoffzufuhr. Umschau/Braus, Frankfurt am Main 2000

Donaldson, M. S.: Metabolic vitamin B_{12} status on a mostly raw vegan diet with follow-up using tablets, nutritional yeast, or probiotic supplements. Ann Nutr Metab 44 (5–6), 229–34, 2000

Dunham, L., L. M. Kollar: Vegetarian eating for children and adolescents. J Pediatr Health Care 20 (1), 27–34, 2006

Dusseldorp, M. van, J. Schneede, H. Refsum, P. M. Ueland, C. M. Thomas, E. de Boer, W. A. van Staveren WA: Risk of persistent cobalamin deficiency in adolescents fed a macrobiotic diet in early life. Am J Clin Nutr 69 (4), 664–71, 1999

Heintze, T.: Alles über die Haysche Trennkost. Falken, Niedernhausen 2001

Elmadfa, I., C. Leitzmann: Ernährung des Menschen. Ulmer, Stuttgart, 4. Aufl., 2004

Evers, J.: Die Evers-Diät. Haug, Heidelberg, 13. Aufl., 2002

FAO (Food and Agricultural Organisation of the United Nations). FoodSTAT

Fontana, L., J. L. Shew, J. O. Holloszy, D. T. Villareal: Low bone mass in subjects on a long-term raw vegetarian diet. Arch Intern Med 165 (6), 684–9, 2005

Fontana, L., J. L. Shew, J. O. Holloszy, D. T. Villareal: Low bone mass in subjects on a long-term raw vegetarian diet. Arch Intern Med 165 (6), 684–9, 2005

Grube, A.: Vegane Lebensstile. Ibidem Verlag, Stuttgart, 2. Aufl., 2006

Hanisch, O. Z. A.: Mazdaznan-Ernährungskunde und Kochbuch. Verlag Ruf an die Welt, Bringhausen 2001

Herrmann, W., H. Schorr, R. Obeid, J. Geisel: Vitamin B-12 status, particularly holotranscobalamin II and methylmalonic acid concentrations, and hyperhomocysteinemia in vegetarians. Am J Clin Nutr 78 (1), 131–6, 2003

Huang, Y. C., S. J. Chang, Y. T. Chiu, H. H. Chang, C. H. Cheng: The status of plasma homocysteine and related B-vitamins in healthy young vegetarians and nonvegetarians. Eur J Nutr 42 (2), 84–90, 2003

Hunt, J. R.: Bioavailability of iron, zinc, and other trace minerals from vegetarian diets. Am J Clin Nutr 78 (3, Suppl.), 633–9, 2003

Kaplan, H. F. (Hrsg.): Warum ich Vegetarier bin. Prominente erzählen. Rowohlt, Reinbek 1995

Key, T. J., P. N. Appleby, M. S. Rosell: Health effects of vegetarian and vegan diets. Proc Nutr Soc 65 (1), 35–41, 2006

Kirchhoff, S.: Chinesische Diätetik, 423–58. In: Focks C., Hillenbrand N. (Hrsg.): Leitfaden Chinesische Medizin. Urban und Fischer, München, 4. Aufl., 2003

Koebnick, C., I. Hoffmann, P. C. Dagnelie, U. Heins, S. N. Wickramasinghe, I. D. Ratnayaka, S. Gruendel, J. Lindemans, C. Leitzmann: Long-term ovo-lacto vegetarian diet impairs vitamin B-12 status during pregnancy in pregnant women. J Nutr 134 (12), 3319–26, 2004

Koebnick, C., R. Leitzmann, A. L. Garcia, U. Heins, T. Heuer, S. Golf, N. Katz, I. Hoffmann, C. Leitzmann: Long-term effect of a plant-based diet on magnesium status during pregnancy. Eur J Clin Nutr 59 (2), 219–25, 2005

Koerber, K. v., C. Leitzmann: Vollwert-Ernährung: genußvoll, gesund, ökologisch, sozialverträglich. aid Special 3353, Bonn, 7. Aufl., 2000

Koerber, K. v., T. Männle, C. Leitzmann: Vollwert-Ernährung. Konzeption einer zeitgemäßen und nachhaltigen Ernährung. Haug, Heidelberg, 10. Aufl., 2004

Kohlenberg-Mueller, K., L. Raschka: Calcium balance in young adults on a vegan and lacto-vegetarian diet. J Bone Miner Nutr 21 (1), 28–33, 2003

Kuo, C. S., N. S. Lai, L. T. Ho, C. L. Lin: Insulin sensitivity in Chisese ovo-lacto-vegetarians compared with omnivores. Eur J Clin Nutr 58 (2), 312–6, 2004

Langley, G.: Vegane Ernährung. Echo Verlag, Göttingen 1999

Larsson, C. L., G. K. Johansson: Young Swedish vegans have different sources of nutrients than young omnivores. J Am Diet Assoc 105 (9), 1438–41, 2005

Leitzmann, C.: Vegetarian diets: what are the advantages? Forum Nutr 57, 147–56, 2005

Leitzmann, C.: Nutrition ecology: the contribution of vegetarian diets. Am J Clin Nutr 78, 657–9 (S), 2003

Leitzmann, C., A. Hahn: Vegetarische Ernährung. Ulmer, Stuttgart 1996

Leitzmann, C., M. Keller, A. Hahn: Alternative Ernährungsformen. Hippokrates, Stuttgart, 2. Aufl., 2005

Majchrzak, D., I. Singer, M. Manner, P. Rust, D. Genser, K. H. Wagner, I. Elmadfa: B-Vitamin Status and Concentrations of Homocysteine in Austrian Omnivores, Vegetarians and Vegans. Ann Nutr Metab 50 (6), 485–91, 2006

Messina, V., V. Melina, A. R. Mangels: A new food guide for North American vegetarians. Can J Diet Pract Res 64 (2), 82–6, 2003

New, S. A.: Do vegetarians have a normal bone mass? Osteoporos Int 15 (9), 679–88, 2004

Obeid, R., J. Geisel, H. Schorr, U. Hubner, W. Herrmann: The impact of vegetarianism on some haematological parameters. Eur J Haematol 69 (5–6), 275–9, 2002

Rosell, M. S., Z. Lloyd-Wright, P. N. Appleby, T. A. Sanders, N. E. Allen, T. J. Key: Long-chain n-3 polyunsaturated fatty acids in plasma in British meat-eating, vegetarian, and vegan men. Am J Clin Nutr 82 (2), 327–34, 2005

Sabaté, J. (Ed.): Vegetarian nutrition. CRC Press, Boca Raton 2001

Sabaté, J.: The contribution of vegetarian diets to human health. Forum Nutr 56, 218–20, 2003

Schönhöfer-Rempt, R., C. Leitzmann. Ernährungsgewohnheiten von Vegetariern. Ern Umschau 36 (2), 56–61, 1989

Schnitzer, J. G.: Schnitzer-Intensivkost, Schnitzer-Normalkost. Schnitzer, Friedrichshafen 2004

Semler, E.: Rohkost: Historische, therapeutische und theoretische Aspekte einer alternativen Ernährungsform. Dissertation, Universität Gießen, 2006

Schrott, E.: Ayurveda für jeden Tag. Goldmann, München, 11. Aufl., 2003

Smith, A. M.: Veganism and osteoporosis: a review of the current literature. Int J Nurs Pract 12 (5), 302–6, 2006

Spitzmüller, E. M., K. Pflug-Schönfelder, C. Leitzmann: Ernährungsökologie – Essen zwischen Genuß und Verantwortung. Haug, Heidelberg 1993

Steiner, R.: Ernährung und Bewußtsein. In: Willmann, K. T. (Hrsg.): Themen aus dem Gesamtwerk, Ernährung des Menschen II, Bd. 7, 5. Aufl., Freies Geistesleben, Stuttgart 2001

Stolzenberg, G.: Tolstoi, Gandhi, Shaw, Schweitzer. Harmonie und Frieden mit der Natur. Echo Verlag, Göttingen 2001

Strassner, C., B. Weirich, C. Koebnick, C. Leitzmann: Die Gießener Rohkost-Studie. Erfahrungsheilkunde 46 (8), 429–34, 1997

Szeto, Y. T., T. C. Kwok, I. F. Benzie: Effects of a long-term vegetarian diet on biomarkers of antioxidant status and cardiovascular disease risk. Nutrition 20 (10), 863–6, 2004

Waerland, A.: Befreiung aus dem Hexenkessel der Krankheiten. Humata, Bern, 6. Aufl., o. J.

Waldmann, A., J. W. Koschizke, C. Leitzmann, A. Hahn: Dietary intakes and lifestyle factors of a vegan population in Germany: results from the German Vegan Study. Eur J Clin Nutr 57 (8), 947–55, 2003

Waldmann, A., J. W. Koschizke, C. Leitzmann, A. Hahn: Dietary intake and iron status of German female vegans: results of the German vegan study. Ann Nutr Metab 48 (2), 103–8, 2004

Waldmann, A., J. W. Koschizke, C. Leitzmann, A. Hahn: Homocysteine and cobalamin status in German vegans. Public Health Nutr 7 (3), 467–72, 2004

Waldmann, A., J. W. Koschizke, C. Leitzmann, A. Hahn: Dietary intakes and blood concentrations of antioxidant vitamins in German vegans. Int J Vitam Nutr Res 75 (1), 28–36, 2005

Watzl, B., C. Leitzmann: Bioaktive Substanzen in Lebensmitteln. Hippokrates, Stuttgart, 3. Aufl., 2005

Register

Naturwissenschaften und Medizin
in C.H.Beck Wissen

Hans Konrad Biesalski
Vitamine
Bausteine des Lebens
1997. 112 Seiten mit 12 Abbildungen und 8 Tabellen. Paperback
(C.H.Beck Wissen in der Beck'schen Reihe Band 2060)

Ulrich Cuntz/Andreas Hillert
Essstörungen
Ursachen, Symptome, Therapien
4., überarbeitete Auflage. 2008
144 Seiten mit 3 Abbildungen und 1 Tabelle. Paperback
(C.H.Beck Wissen in der Beck'schen Reihe Band 2087)

Gerd A. Fuchs
Die Parkinsonsche Krankheit
Ursachen und Behandlungsformen
2002. 128 Seiten mit 5 Abbildungen und 13 Tabellen. Paperback
(C.H.Beck Wissen in der Beck'schen Reihe Band 2301)

Jörg Hacker
Menschen, Seuchen und Mikroben
Infektionen und Erreger
2003. 128 Seiten. Paperback
(C.H.Beck Wissen in der Beck'schen Reihe Band 2317)

Lothar Jäger
Allergien
Ursachen, Therapien, Vorbeugung
2000. 128 Seiten mit 15 Abbildungen und 9 Tabellen. Paperback
(C.H.Beck Wissen in der Beck'schen Reihe Band 2140)

Matthias Keidel
Migräne
Ursachen, Formen, Therapie
2007. 128 Seiten mit 3 Abbildungen und 31 Tabellen. Paperback
(C.H.Beck Wissen in der Beck'schen Reihe Band 2408)

Naturwissenschaften und Medizin
in C.H.Beck Wissen

Günther Sachse
Diabetes
Ursachen und Therapien
1998. 101 Seiten mit 10 Abbildungen und 1 Tabelle. Paperback
(C.H.Beck Wissen in der Beck'schen Reihe Band 2086)

Hans-Uwe Simon
Asthma
Ursachen und Therapien
1998. 104 Seiten. Mit 13 Abbildungen und 5 Tabellen. Paperback
(C.H.Beck Wissen in der Beck'schen Reihe Band 2095)

Harald Theml
Krebs und Krebsvermeidung
Risiken, Entstehung, Prävention
2005. 128 Seiten mit 30 Grafiken. Paperback
(C.H.Beck Wissen in der Beck'schen Reihe Band 2380)

Paul U. Unschuld
Chinesische Medizin
2. Auflage. 2004
136 Seiten mit 11 Tabellen und Diagrammen. Paperback
(C.H.Beck Wissen in der Beck'schen Reihe Band 2056)

Ursel Wahrburg/Gerd Assmann
Cholesterin
Wozu wir es brauchen und wann es krank macht
1999. 112 Seiten mit 9 Abbildungen und 11 Tabellen. Paperback
(C.H.Beck Wissen in der Beck'schen Reihe Band 2114)

Michael Wirsching
Psychosomatische Medizin
Konzepte, Krankheitsbilder, Therapien
2. Auflage. 2003. 118 Seiten. Paperback
(C.H.Beck Wissen in der Beck'schen Reihe Band 2027)

C.H.BECK ■ WISSEN
in der Beck'schen Reihe

Zuletzt erschienen: